くすりの発明・発見史

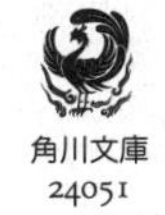

角川文庫
24051

くすりの発明・発見史

偶然というものは、往々にして熟考を重ねて立てられた緻密この上ない計画と同じような、望ましくも的確な結果をもたらすもののようである。

ウリョーア、フワン共著『南米諸王国紀行』

私のアナフィラキシー現象の発見は、深淵（しんえん）な思考の結果ではなく、まさに幸運としか言いようのない単純明快な事実の観察からです。あえて私にいい所があったとすれば、それは私の目の前にある事実をしっかり見たというだけです。

シャルル・R・リシェ

まえがき

１８８３年、英国の作家ロバート・スティーブンソン（１８５０～９４）が冒険小説『宝島』を発表して以来、同書は現在に至るまで世界中の子どもはもちろん、大人にも読み継がれている。悪名高い海賊フリント船長が密(ひそ)かに隠したという莫大(ばくだい)な財宝がある。その場所が書いてある一枚の地図を頼りに、主人公のジム少年、船長、医師、そして恐ろしい一本足の海賊シルバーたちが宝島へ向かう、というスリリングな物語である。

この『宝島』を読んだ同じ英国の作家ヘンリー・ハガード（１８５６～１９２５）は、１８８５年、舞台を海洋からアフリカの奥地に変えて、『ソロモン王の洞窟』という冒険物語を書いた。もちろん、あのソロモン王の栄華を支えた財宝の埋蔵地を探す物語である。

ソロモン王の秘宝を求めて、探検隊員が目的地に向かう途中、食料補給のためにある村に立ち寄る。そこでは、横暴な白人の撃った銃弾が村の娘の足に当たり、祈禱師(きとうし)

が祈っている。傷はひどく化膿していたので、隊員の一人がコカインの麻酔下に化膿部位をナイフで切開し、排膿した。ナイフで切開されながらも、泣き叫びもしない娘を見て、部族長は奇跡が起きたと思った。SF作家アーサー・クラーク（1917〜2008）は、「非常に進んだテクノロジーは魔法と区別できない」といっているが、麻酔薬はまさに魔法のようにその有効性を発揮した。

人類が誕生して以来、戦いで矢や槍が体につき刺さった時、メスやナイフで体が切られる時、あるいは女性が分娩する時は必ず痛みを伴い、それが自然の摂理であると考えられ、納得していた。痛みは痛みとして自然に受け入れられ、それを避ける方法を探すことなどは論外であった。したがって、部族長は、ナイフで切られているのに、泣き叫びもしない娘を見て仰天し、魔法をかけられたと思った。娘は無言でナイフの動きを見ていただけだ。

もっとも、古代社会では、阿片やヒヨスなどの薬草や酒類を使用するか、患者を殴って気絶させるか、何らかの手段で脳震盪を引き起こしてからメスが使用された。近世になると、実質的には効果の弱い薬草や脳震盪は影を潜め、手術時間を短縮することで、患者の苦痛を軽減した。ところが、1846年から、麻酔という新しい概念が立ち上げられ、手術の時に痛みがあるのは自然の摂理であるという考えから解放された。つまり、手術は無痛で実施すべきであるという考えに変化したのである。意識がない場合は全身麻酔であり、意識がある場合は局所麻酔という技術が誕生した。人類が農耕・牧畜の段階にすすんでからの歴史が約1万年と考えると、その期間、人類は麻酔という概念も、またそれを支えるくすりも持たなかったことになる。現時点から考えると信じられないことであるが、現実であった。

映画『キング・ソロモン』では、道案内人と探検隊の一行が密林や砂漠を越える苛酷な旅に出る。いよいよ財宝が隠された秘境に入る直前になって、従者たちが荷物を盗んで脱走する。道案内人は、残されたものの中から、武器、食料、そして薬箱だけを持って前進することを指示する。アフリカの原野の真ん中に取り残された人間にとって、絶対に必要なもの3つの中に〝くすり〟が入っていた。舞台は熱帯地方だ。奇跡のくすりコカインの他にも、キニーネなど貴重なくすりが入っていたはずだ。そして、何も探検隊に限らず、現在我々も国内外で少し長い旅に出る時は抗生物質を始め種々のくすりを必ず携帯する。

偉大な人とは、方向性を示した人のことである。

——ニーチェ

手術時には麻酔薬を使用し、マラリアに罹患した時はキニーネを飲むという新しい考え、あるいは方向性を示したのは、一体どのような人であり、どのような機会に、思いついたのだろうか。ある人たちは、ある方向性を示し、ノーベル賞を受賞し、幸福な生涯を終えたが、ある人たちは、独創的な方向性を示したにもかかわらず、不遇な人生を送り、ダンテのように国外に追放されるか他国に亡命するか、あるいは自らの命を絶った。

本書では、我々の日常生活に必要かつ不可欠なくすりがどのような経緯で発見、あるいは発明されたかを、発明・発見者の人生行路にも焦点を当てながら、ご紹介する。現在も使用されているくすりもあれば、現在使用されているくすりの原型あるいは新しい芽が出るシード（種）になったものもある。

本書は、薬学や医学に関わる人はもちろん、一般の方が読まれ、薬というものへの興味と理解が深まる一助になればとの思いで書いた。

目次

まえがき　6

第1章　くすりの来た道

不死の思想　17／不老不死薬　18／ファラオのカー　20／創薬とセレンディピティ　21／セレンディピティについて　22／病気とは？　25／イェリコ時代　25／病気と悪魔　27／外科的療法　29／ロボトミー　30／瀉血　32／内科的療法　33／メソポタミア時代　34／エジプト時代　34／Rxの意味　36／ギリシャ時代　37／ペルシャ時代　38／ローマ時代　39／シェイクスピアの時代　40／コペルニクスの時代　41／17～18世紀頃　43／良薬は口に苦し　44／柳の木　46／くすりの来た道　48

第2章　吸入麻酔薬の発見

笑気ガス物語　51

ディケンズの『アメリカ紀行』 51／コネチカット州ハートフォード 52／ある外科手術の絵 54／華岡青洲の麻酔 55／笑気ガス 56／デーヴィーの酩酊 58／マイケル・ファラデー 60／塩素ガスの液化 62／デーヴィーの業績 63／惜しむべき「光輝ある大発見」 64／笑気ガスから離れた理由 66

エーテルとクロロホルム物語 66

サミュエル・コルト 67／コールト博士の巡回公演 68／歯科医ウェルズ 71／化学者・地質学者ジャクソン 72／歯科医モートン 73／エーテルの発見 76／医師ロング 77／悲劇の発見者 80／産婦人科医シンプソン 85／外科医ビルロート 87／蘭医ポンペ 88／夢のごとく 91／一粒の麦 92

第3章　局所麻酔薬の発見

最古の歯痛止め 96／ラピス・メンフィチス 97／歯痛にアトロピン？ 99／眼科医カール・コラー 100／舌の痺れ 101／コカインの局所麻酔効果 103／フロイトの嘆き 105／学会での発表 106／いろいろな麻酔の方法 106／それからのカール・コラー 109／合成局所麻酔薬の登場 110／コカイン小史 111

第4章　ある抗パーキンソン病治療薬の発見

小指のメッセージ　114／マイケルの「ジキルとハイド」　115／告　白　116／パーキンソン病　117／【症例報告1】（デイヴィスら、1979年）　118／PPMP合成の副産物　120／化学の基本　121／ヨゼフ・クノール　121／【症例報告2】（ラングストンら、1983年、1985年）　122／デプレニルの開発　125／独裁者の手　127

第5章　抗アレルギー薬の発見

『老人と海』　132／カツオノエボシ　135／小魚の免疫　136／アルベール一世　137／シャルル・リシェ　138／ヒプノトキシン　139／アナフィラキシー　140／ハバナの位置　142／カツオノエボシの天敵　142／ヴェルデ岬諸島　144／コロンブスの航海　146／キャプテン・クックの航海　147／カナリア諸島　149／イソギンチャクの毒素　151／ネプチューンの反応　152／アレルギー反応　153／受動的アナフィラキシー　155／種　差　155／オニヒトデの毒　156／キューバの切手　157／クマノミとイソギンチャクの共生　158／クマノミの表皮粘液　160／イスラエルの「刺す海」　161／ロタンの発見　163／モナコの切手　164

第6章　強心薬の発見

ロビン・フッドの森　169／医師ウィザーリング　170／ジギタリスの副作用　172／医師マッケンジー　174／ウワバインの発見　175／探検家リヴィングストン　176／ワバヨと呼ばれた矢毒　177／ウワバインの語源　179／暗黒大陸　180／フレンケルの治療薬　182／アフリカの聖人シュバイツァー　185／矢毒でゾウ狩り　186／矢毒の成分　188／走る標的　189／注射器の考案　190／ウワバインの静脈内投与　192／臨床医クレール　193／シュミーデベルク　194／墓碑銘　195

第7章　血液凝固阻止薬の発見

ヘパリン物語　198

ジョンズ・ホプキンス大学　198／西から来た医学生　200／肝臓から得られたリン脂質　201／ハウエル教授の机上のビーカー　201／独創的な仕事は一人で　202／ハウエルの報告　204／怪僧ラスプーチン　205／チャールズ・ベスト　207／ヘパリン発見の意義　208／ラムの回想　209／マクリーンの生い立ち

210／応用不明の発見　211／卒業後の遍歴　212／ヘパリンの特許　215
ワルファリン物語　217
米国北部を襲った天災　217／「捜索者」　218／スイートクローバー　219／吹雪の土曜日　220／カール・リンク教授の胸中　222／毒性物質の単離と構造式　223／殺鼠薬の開発　224／ペストの予防　224／ワルファリン　226／カール・ピーター・ヘンリク・ダム　227／エドワード・ドイジー　230／リンクの仕事　231／ムラサキウマゴヤシ　232／納豆の成分　234／急がれる薬学の進歩　235／ワルファリンの作用機序　236

第8章　抗マラリア薬の発見

マラリアの歴史　238／「ゼロ・アワー」　240／マラリアと戦争　242／キニーネの代替薬　243／アルテミシニンの発見　245／キナの木の発見　246／「キナの木」の伝説　248／ペルー共和国の国旗　250／薬学的研究　250／ウォーレス　252／日本兵とマラリア　253／ジョン・セナクの発見　255／ウエンケバッハと不整脈　256／ある患者の話　256／キニジンの発見　258／ジントニックの効果　259／ポスト・キニジン（局所麻酔薬）　260／マラリア原虫の発見　262

第9章　条件反射とモルヒネおよびコカイン

サンダルの音 266／ハイデンハイン・ポーチ 267／イワン・ペトロヴィッチ・パブロフ 269／「条件反射」の発見 271／「パブロフの小胃」 272／「沈黙の塔」 273／偽餌法の考案 275／条件反射と無条件反射 276／痛みの制御 277／モルヒネと条件反射 278／サイロキシンと条件反射 279／コカインと条件反射 280／人生模様 281／パブロフの言葉 282

第10章　ホルモンの発見

神経とホルモン 286／外分泌 287／内分泌・ホルモンの発見 288／セクレチンの発見 289／ガストリンの発見 291／コレシストキニンの発見 292／スターリングの研究歴 293／ベイリスとスターリングの実験室 294／ベストとバンチング 296

第11章　薬物依存からの脱却

オーディ・マーフィー 299／地獄の戦線 302／フランク・シナトラの『黄金の腕』 303／コカイン依存症 305／マーク・トウェイン 306

第12章　ワクチンの発見

ソーク研究所　308／ポリオ小史　310／ポリオワクチン　310／セービンの生ワクチン　312／天然痘ワクチン　313／エドワード・ジェンナー　314／狂犬病ワクチン　316／黄熱ワクチン　318／ペストワクチン　322／新型コロナウイルスの発生と感染機序　324／パンデミック　324／新型コロナワクチン　326／メッセンジャーRNAワクチンの開発　326

角川ソフィア文庫版へのあとがき　331

第1章　くすりの来た道

不死の思想

不死の思想は、現世の幸福を取り逃がした人の考えることである。　　――ゲーテ

アンチエイジング・ドラッグという言葉が流行って久しい。「健康を維持しながら、不老長寿を目指すくすり」と説明されている。もし、文言どおりに、人が歳を取らずに、健康を維持することができれば、これほど素晴らしいことはない。荒唐無稽な話ではないし、現実に医学、薬学の進歩は目覚ましく、新聞の科学欄でも、国内外の画期的な発見が日々記事となっている。特に、分子生物学の発展のお陰で、「網膜の再生」、「幹細胞の培養と冷凍保存」、「心筋梗塞患者への骨髄からの幹細胞の移植」、「心臓血管の再生、筋芽細胞の移植による心臓再生」、「血液1滴で、膵がん診断（精度90%実用目指す）」、そして各種の「新規○○○薬の開発」など、従来予測もできなかった医学、薬学の進展が続いている。それらの成果の総和として、かつては夢と考えら

れた寿命の延長は現実のものとなり、二〇二三年現在、日本では100歳以上の人口は9万人を超している。いずれ、100万人の単位で登録されるのは間違いないであろう。

難治疾患といわれるエイズ、マラリア、がん、パーキンソン病、アルツハイマー病、認知症、あるいはインフルエンザなどに対する治療薬も、開発が進んでいる。202 3年、アルツハイマー病治療薬として、新薬レカネマブが承認され、使用され始めた。また、幹細胞の応用により、脳梗塞によって損傷を受けた脳細胞（黒質も含めて）や、いったん壊死した心筋細胞が再生される可能性も示唆されている。と同時に、医療工学の進歩により、ペースメーカーを始めとする精緻な人工臓器（心臓、肺、腎臓、肝臓、膵臓や動静脈血管など）が体内で作動し、臓器移植が不要となる日が来ることは予測できる。手術が困難な動脈瘤の治療に、ステントグラフト内挿術（折り畳まれた人工血管を通して、動脈瘤の部位で広げる治療）が日本でも認可された。また、人工血液（含赤血球）も製造されるであろう。その結果、当然ながら、寿命はさらに延長される。どの程度延長できるかは予測もつかないが、相当な長さになると考えられる。

不老不死薬

もし、健康にして長寿を保つとすれば、人類の次の標的は何であろうか。やはり、古来望まれていた究極の薬物、「不死の薬」の開発に向かうのであろうか。粘土板に刻まれたシュメール王ギルガメシュ（BC2600?）、ギリシャの魔女メディアの義父アイエテス王、そして秦の始皇帝（BC259～BC210）、漢の武帝（BC156～BC87）、唐の玄宗（685～762）たちは、神仙思想（術）を信じて、不死（長寿）薬や回春薬を必死になって探した。

もちろん、冒頭のゲーテの言葉も、一考の余地はあるが、少なくとも、前述の王や皇帝たちが現世で幸福を取り逃がしたとは考えにくい。生まれながらの王冠を得て、あるいは位人臣をきわめて、人の子としての楽しみは十二分に味わったはずだ。おそらく、現世で手にした幸福を延長し、さらに楽しむために、不死を希望したというのが本音であろう。一般に、富裕な人ほど不老不死を強く望んでいるといわれている。

始皇帝の場合は、国家を統一し、基盤整備の段階で、好きな旅をしているうちに、恐れていた死が突然に訪れた。仙薬を求めて蓬莱山に旅立った徐福に希望をかけたのか、後継者の指名もしていない。死がもはや避けられないという段階に来て、初めて遥か辺境の地に赴任させている嫡子を葬儀委員長に指名した。しかし、彼の命令は無視され、無能な後継者を担いだ狡猾な側近のために、帝国はわずか15年で滅亡した。

傾国の美女といわれた楊貴妃を得た玄宗は、神仙思想にも興味を持ったようだ。井上靖の小説『楊貴妃伝』（講談社文庫）には、以下のようにある。

玄宗曰く「余は何もかも望みは叶えてしまった。さして、もう新しく望むものはない。そう、ただ一つある。いつまでも生きたい」……。道士を呼んで、不老長生の話を熱心に聞いている。楊貴妃は、「これほど永遠の命を希望している人間は玄宗以外にはないだろう」と感想を述べている。若いだけに、楊貴妃には皇帝の心中は理解できなかったであろう。しかし、反乱が起き、皇帝の命令で、自らの首を絞められる段になって、楊貴妃も「いつまでも生きたい」と思ったのではなかろうか。

あの太閤秀吉も死を恐れたが、それは、現世が不幸であったのではなく、ただ嫡子秀頼が幼く、自分が築いた権力基盤が他人の手に渡ることを恐れたからにすぎない、と史家は言う。しかし、始皇帝、玄宗や秀吉の熱望にもかかわらず、「不死薬発見！」との報告はついに彼らの耳には入らなかった。

ファラオのカー

一方、ファラオと呼ばれたエジプト王は、現世での不老長寿にはほとんど関心がなかったと考えられている。その理由は、死後、王の霊魂「カー」は宇宙に旅立つが、いずれまた元の体に戻ってくると信じられていたことによる。したがって、王はカーを受け入れるために、ミイラとなり、亜麻布でしっかりと巻き上げてもらい、宝物とともに、ピラミッドの奥深くに安置させた。「カー」という語が入った「リインカーネーション」という英語は「甦り」、または「復活」を意味する。この話は、エジプトの初期王朝のファラオたちについてならば、納得できる話ではある。しかし、以来数千年経過した後のファラオは、先祖の眠るピラミッドの側で暮らしたが、先祖の誰それが甦ったという話を聞かなかったはずだ。ツタンカーメンを始め、沢山のミイラが発見されているが、どのミイラにも、カーが舞い戻ってきたという形跡はない。つまり、甦りはなかったことになるが、彼らが信じる天文学的時空の後に甦るとでも考えていたのであろうか。彼らの再生は、「いつの日か」という遥かに先の時間においてなのかもしれない。

何といっても、不老不死は人類の最大の願望の一つであろうし、究極的には再生医学の発展や仙薬の開発を待つ人もいることだろう。近年、人体冷凍保存法が開発されたので、未来における医療技術の発展を待って、解凍を実施、蘇生を期待している人たちもいる。

創薬とセレンディピティ

幹細胞などとは別に、不老不死薬の創薬までには至っていないが、現在までに、さまざまな病気を治療するくすりが発見、あるいは発明されてきた。いうまでもなく、くすりの開発経緯には、多くの場合セレンディピティ（偶然の発見）が関与している。

本書では、麻酔薬を始めとする各種の薬物の発明・発見に関するエピソードを述べるが、どこにセレンディピティが係わっていたかについても解説したい。

セレンディピティについて

科学、医学、薬学などで汎用されているセレンディピティという言葉は、1754年、英国の文筆家ホーレス・ウォルポール（1717〜97）が、ペルシャ民話の一つ「セレンディップ（セイロン）の三人の王子の物語」をヒントに、造語した。それは、「偶然に、知恵と才気で、予想外のことを発見する」ということを一言で説明する言葉である。

例えば、アレキサンダー・フレミング（1881〜1955）による抗生物質ペニシリンの発見、アイザック・ニュートン（1642〜1727）の万有引力の発見といったものがこれに当たる。フレミングは、抗生物質を探していたのではなく、偶然に実験室に飛び込んだ青黴が培養皿の上に落ち、培養中の黄色ブドウ球菌が溶解しているのを見て、ペニシリンを発見した。ニュートンは、りんごの木の下でぼんやりしていると、りんごがまっすぐ下に落ちるのを見て万有引力の法則を発見した。

セレンディップの王子の物語を紹介する。

セレンディップ（現在のスリランカ、その前はセイロン）の三人の王子が王命で旅に出る。旅の途中でラクダに乗った妻が行方不明だと嘆いている商人と出会う。王子たちは途中で見た光景を思い出し、商人の妻の居場所を告げ、さらに奥さんは身重ですねと言う。驚く商人に、ある場所に差し掛かると尿の水溜りがあり、その前の地面に両手をついた跡があった。それは、妊婦が尿をした後、立ち上がる時、手をついた証拠だと言った。王子たちが旅を続けると、うつ病に悩む王様に出会った。王はこう告白した。「狩の手法のことで愛妾ディリランマから侮辱されたと思い、王宮から追い出した。しかし、私は後悔し、その愛妾を探したが行方不明で、とうとう病気になった」。三人の王子は知恵と想像力から、愛妾を見出し、王は快復した。めでたしめでたしとなる。

このお伽話のように、王子たちは商人の妻や、王様の愛妾を探すために、旅に出たわけではなく、その叡智により、いなくなった商人の妻や愛人を偶然に発見したわけである。叡智であるが、王子たちが旅に出る前に、王は三人に優秀な家庭教師をつけ、道徳、政治、そのほか一般教養を身につけさせた。このことは、マケドニアの王フィリッポス二世が息子のアレクサンドロスに哲学者アリストテレスを家庭教師につけたことを想起させる。つまり、若い時に十分に知識を得て、知恵や機転を身につけることで大王は大帝国を建設し、また王子たちは、行方不明者を発見できた。パスツールは「十分に準備された人にのみ偶然の女神は微笑む」と述べている。

筆者は、以前「セレンディップの三人の王子の物語」についてスリランカ大使館に問い合わせたことがある。館員も大使も自国の「三人の王子の物語」のことは知らなかった。ペルシャの物語の作者が、遥かインド洋に浮かぶ島「セレンディップ」を借用したようだ。

エドワード・ギボンの『ローマ帝国衰亡史』によると、ローマの貿易船は、セレンディップ（当時の船乗りはマルバラと呼称）を起点にアジアの国々と盛んに交易をしており、西洋諸国ではよく知られた王国であった。ペルシャの物語の作者も、その国の繁栄を聞いて、そこを舞台に借りて、物語を紡いでいったのではないか。アラビアンナイトの『千夜一夜物語』でも、遠い国は全部 china（中国）となっている。日本でいうところの、「昔々、あるところに、お爺さんとお婆さんがいました」に始まる物語と同じだ。

なお、セレンディップは、獅子の子孫の住む島「シンハラディーパ」をペルシャ語で読んだ国名で、英語読みではセイロンである。ウォルポールの時代、セレンディップはまだ英国の植民地ではなかったが、英語圏ではセイロンと呼ばれて人口に膾炙していたようだ。そこで、『セイロンの三人の王子の物語』が一般に流布していたと考えられる。

病気とは?

日本の著名な医学者、または薬学者により書かれた「医学概論」、あるいは「薬学概論」を読むと、病気の定義が書かれている。例えば、宮木高明の『薬学概論』(廣川書店)では、川喜田愛郎医博による定義が引用されていた。

それは、「病気は生物学的な現象としてみると、生体の形の歪み、または働きのずれとみられる」というものであった。「病気(疾患)とは、病的な条件下における生命現象を意味し、機能面の異常にとどまるものから、生体構造の歪み、変貌とともに深刻な機能の障害に至るものまである」(『最新医学大辞典』医歯薬出版)という定義もある。残念ながら、いずれの定義においても、病気の原因に関しては一言も述べていない。後藤由夫の『医学概論』(文光堂)では、illne(不健康)の ill は well の反対語で、同じ意味の sick は suck との共通語に由来し、古代ゲルマン人は悪魔に吸い込まれると病気になると思っていたことから転じたものである——と書かれている。

ともあれ、古代の人たちは病気をどのように考えていたのであろうか。有史前後の歴史を追ってみる。

イェリコ時代

人類は、BC5～3000年頃、メソポタミア、エジプト、インダス、黄河などの川の側で社会生活を始めたといわれてきた。しかし、近年、パレスチナ地方のオアシスの一つであるイェリコ（エリコ）で、BC8000年頃に構築された遺跡が発見された。筆者もこの遺跡を見学し、砂の下に埋もれていたという建物を見たことがある。発掘された円形の家は、石壁のせいか保存がよく、そこの住人の骨と、周辺には日常生活品が整然と並べられている。農耕の痕跡もあり、食料の保存用の壺なども数個置いてあった。復元図には、主人、夫人、手伝いの女性、子ども2人が描かれている。遺跡周辺の写真もあるが、舗装道路や多くの平屋が密集している。ともかく、この砂漠の中の遺跡は、人類は約1万年前からオアシスを中心に集落を作り、家族を持ち、石器を持って、狩猟採集民としてスタートしたことを立証している。

そのイェリコ文明に遅れること約5000年後に、海洋系南方民族と推定されているシュメール人がメソポタミア文明を発展させた。イェリコとメソポタミアは、地図を見るとそう遠くではない。西風に吹かれた胞子のように、イェリコ文明がチグリス川とユーフラテス川に挟まれた土地メソポタミア（川に挟まれた土地の意）に長い歳月を経て舞い降りたかもしれない。シュメールの人々は、豊富に産出する粘土を使用して、楔形文字を発明し、実に多くのことを記録に残している。地面から取りたての粘土は、軟らかく、その上に字を書くことは面白かったのではなかろうか。我々も、室内や車内の温度変化などで、窓や鏡が微細な水滴で曇っているのを見ると、つい人板も発見されている。

の名前や絵などを書きたくなるが、粘土板時代のことが遺伝子に刷り込まれているのかもしれない。シュメール文明の遺跡では、宇宙人により建設されたと書かれた粘土板も発見されている。

病気と悪魔

イェリコ時代の文書史料はまだ発見されていないので、最初の文明社会を建設した人類の病気とその治療方法に関しては不明である。そこで、歴史を始め、日常生活、病気などを詳しく粘土板に書き留めたメソポタミア時代、象形文字を使用し、パピルスに記録を残したエジプト時代から考察を始めたい。

いずれの時代においても、人々は病気に罹(かか)っていた。ミイラの解析で、明らかな関節炎、骨折、痛風の痕(あと)などが観察されている。この事実は、この5~6000年の間、人間の知識、知能は急激に高まったが、器質的に障害を受けやすい場所、または機能的な不調は同じで、大きな進化の形跡はないことを示している。つまり、人体の弱点は弱点のまま、長い歳月を経ても、改良されてはいないということである。もっとも、人類発生は6~700万前ともいわれるので、たかだか5000年くらいで、体形の変化あるいは進化が認められることではないのかもしれない。

また、ミイラの頭骨に穿孔(せんこう)の痕があることも発見されている。戦いや不慮の事故な

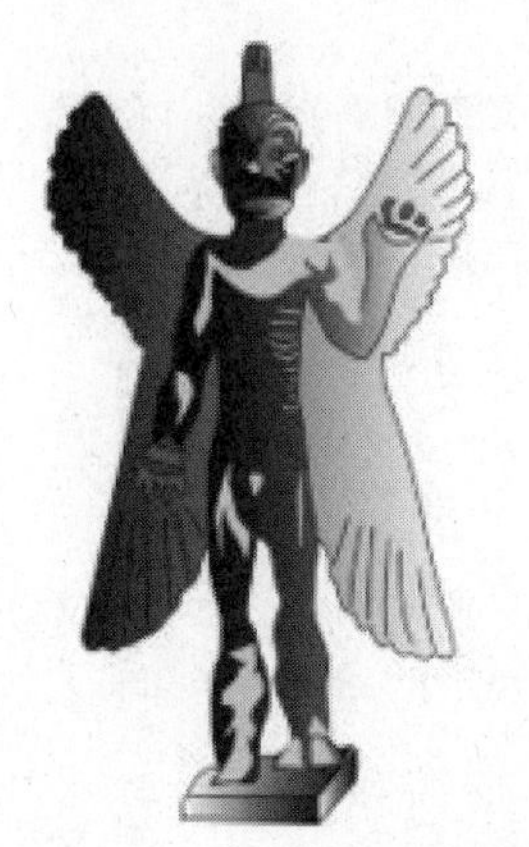
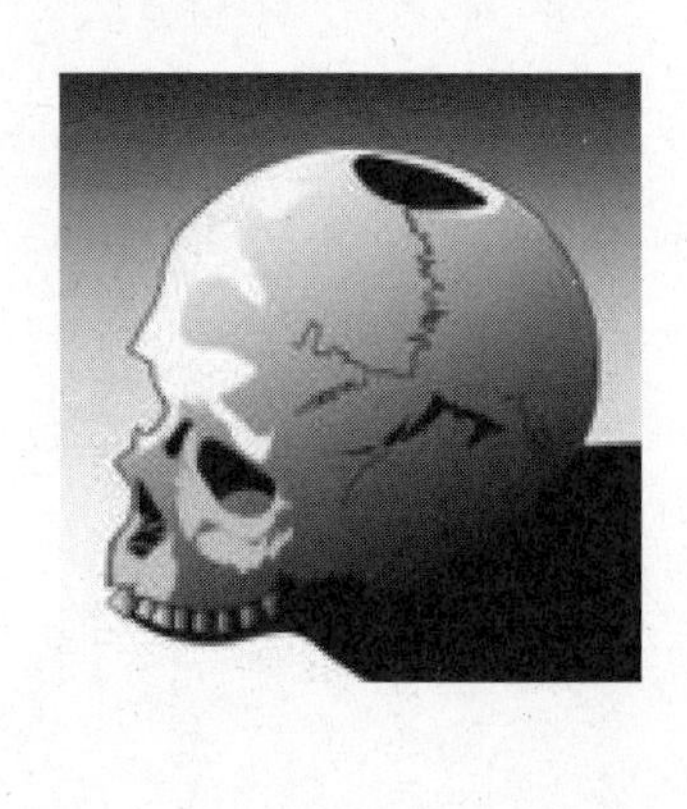

病気の悪魔パズズ（左）と穿頭術（右）

どでの頭部負傷への外科的治療が発達していたと推定される。現在あるような病気は一通り揃っていながら、医療機関がなく、鎮痛薬や麻酔薬も発達していなかった時代のこと、人々は痛みなどで苦しんだと推定できる。メソポタミアでは、病人は街角に立ったり、座ったり、あるいは横になって、病気を治せる人に治してほしいと依頼する習慣があったようだ。そうすると、治療経験のある通行人が立ち止まって、症状を観察して、しかるべき方法を指示した。ホスピタリティという言葉が思い浮かぶ。

彼らの病気の定義は、現代の定義とは異なり、きわめて簡単明瞭で、原因に重きがおかれた。「生体の形の歪み、または働きのずれ」、あるいは「心身の不調、不都合」などと抽象的な表現はせず、ずばり、神の怒りのために、「悪魔が身体に入った状態」、「悪魔が呪いをかけた状態」と理解した。このような考えは、文明が発達するにつれて消失したと考えられるが、中世から近世（1300〜1700年頃）には、魔女狩りが実際に行われていたので、少なくともその当時までは、人々は悪魔の存在を信じていたか、利用していた。一般の人に悪魔の姿をイメージさせるために、悪魔像を作製した。病気の悪魔をパズズ、あるいはペルシャではドログスと呼んだ。前者には2枚の羽があり、人間の体内に猛スピードで飛び込むと考えられていた。現代になってからでも、アザラシ肢症の発生がサリドマイドによることが不明であった時には、一部では天罰、たたり、悪魔のせいともいわれていた。

病気が悪魔や悪霊の体内への侵入だとすれば、病気を治療するためには、悪魔、悪霊を体外に追い出さねばならない。当然ながら、外科的療法と内科的療法が考えられる。まず、外科的療法について述べる。外科的といっても、手術道具は燧石（すいせき）と骨を鋭角に加工したものである。現代の頭部疾患の外科的療法と関連して考察を加える。

外科的療法

驚くべきことに、新石器時代の人は患者の頭部に穴を開けるという高度な技術を要する穿頭（せんとう）術を実施している。年代は異なるが、各地の遺跡から発掘された数百に及ぶ頭骨から、穿頭を行った者は卓越した技術を有し、また患者もその手術に耐えたようで、術後の自然治癒も進んでいる。てんかん、統合失調症、片頭痛や脳卒中などは悪魔が頭部に侵入したと考えて、頭骨の一部に穴を開け、悪魔払いをしたと推定されている。南米ペルーでは、コカの葉を噛(か)んで、それを切開する頭部に吐きかけて、頭骨の一部に穴を開けたと記録にある。コカインの局所麻酔作用を利用したのであろう。物理的には、単に頭蓋(ずがい)内の減圧効果が出ただけと考えられる。また、切り出した頭骨を護符として身に着けたのは、悪魔の再侵入の予防のためと理解されている。

複数個の穴が開いた頭骨が残されているが、疾患が反復、あるいは再発したためかもしれない。病気が重症の場合は、脳内から悪魔を追放することを諦(あきら)め、悪魔を土の中に封じ込めるとの理由で、患者を生き埋めにしたと成書にある。

ロボトミー

エガス・モニス（１８７４〜１９５５）は、ポルトガルのアヴァンサ生まれで、コインブラ大学医学部を卒業、神経疾患を専門とした。彼は、１９２０年代に、統合失調症の患者には、前頭葉内の神経細胞間のシナプス結合の異常が見られることを推定した。その考えを基に、モニスは退行期うつ病患者の前頭葉白質部に無水アルコールを注入することにより、症状が劇的に回復することを発見した。

1935年、ジョン・フルトンとカーライル・ヤコブセンは、チンパンジーの前頭葉を切断した結果、つまり前頭葉ロボトミーを実施し、動物は欲求不満の状況下においても、怒りや不安を示さないことを学会で報告した。この成果を知ったモニスは、白質切截器を考案して、ヒトにおける前頭葉の白質切截手術法を確立した。攻撃的な統合失調症患者も、この手術で静穏化した。1936年、モニスは「精神病治療における手術的試み」と題する著書を出版した。要するに、精神疾患を有する患者の頭骨に穴を開け、さらに脳実質（すなわち脳そのもの）にメスを入れたことになる。つまり、古代の穿頭術が復活したのである。

この新しい治療法は〝精神外科〟と称された。穴の開いた頭骨は、スペインでも発見されているので、外科医モニスも、医学生時代か、あるいは医師になってからか、見聞していると思われるし、ロボトミーへのヒントを得たのかもしれない。この新規な治療法の考案に対し、1949年、モニスはスイスの脳生理学者ワルター・ヘス（1881〜1973）とともにノーベル賞を授与された。しかし、その後、前頭葉ロボトミーを受けた患者に人格変化（喪失）、知能低下、痙攣発作などの症状が起きたため、この術式は暫くして廃れていった。全世界では、約20万人の患者が手術を受けたと報告されている。

ロボトミーを主題にした映画では、『去年の夏 突然に』と『カッコーの巣の上で』

などが知られている。なお、米国でロボトミーを受けた最初の患者は、戯曲『欲望という名の電車』で有名な作家テネシー・ウィリアムズの姉という記録がある。

瀉血（しゃけつ）

穿頭術とともに一般化したのが瀉血――人体から血液を排出し、病気を治療すること――である。これはメソポタミア時代ではなく、記録的にはBC1000年頃にエジプトで開始されたと記録（パピルス文書）にある。瀉血の開始は、一説ではカバの習性にヒントを得たとか。カバは満腹すると陸に上がり、尖（とが）った岩に腹部を当てて出血させ、ある程度血を出すと、泥の中に潜って止血する。あるいは、戦闘などで出血した人のその後の経過がよいので、正常な人も時々瀉血したのかもしれない。穿頭術と異なり、過量の出血でなければ、安全で、痛みも少ない治療法であった。浣腸（かんちょう）、下剤、吐剤、発汗剤の服用などとともに、いわゆる悪霊に対する排除療法の一つである。

亜硝酸アミルやニトログリセリンが開発される前は、高血圧や狭心症の発作時には、瀉血が頻繁に行われた。過去2500年もの長きにわたり実施された瀉血を記念して、『ランセット』という雑誌が英国で出版されているという記事を読んだことがある。ランセットとは、静脈を切開する時に使用した「小さなメス」を意味する。

余談であるが、あの森の英雄ロビン・フッドは、悪代官に追われて、従姉妹（いとこ）の主宰する修道院に逃げ込む。疲労困憊のロビンは、瀉血を勧められる。残念ながら、その従姉妹は悪代官と通じていて、わが英雄は動脈まで切られて、殺されてしまう。瀉血する時は慎重に、という教訓の一つであろう。瀉血は、静脈切開、皮膚の乱切（らんせつ）、ヒルなどで実施されていた。しかし、この瀉血で、悪魔はどの程度追い出されたのであろうか。初代米国大統領ジョージ・ワシントン（1732〜99）は、過度の瀉血が原因で死亡したと記録にある。

内科的療法

さて、次は内科的療法であるが、原始社会ではくすりを使用して悪魔や悪霊を体内から追い出す方法が考えられた。くすりといっても、動物の仮面を被（かぶ）った魔術師が呪文（じゅもん）を唱えながら、悪魔の嫌いな汚物を投与する程度であった。悪魔が嫌うものといっても、人も嫌うものだが、実に沢山の汚物薬が処方され、以来、数千年間伝承されてきた。

汚物薬は、服用する時、まず目を閉じ、鼻をつまみ、一気に飲み込む。この姿勢でなければ、飲めないような代物であった。つまり、激臭と言語に絶する味であったに違いない。何とこの治療方針の大綱は、少なくとも中世から近世に至る長い間続いていた。後述するが、アスピリンやペニシリンを始めとする抗生物質も、汚物薬の流れに沿って発見されたくすりではないかとも考えられる。

メソポタミア時代

BC4000年～BC3000年頃、メソポタミア地方で発掘された粘土板に書かれた楔形文字によると、月の神シンは最古の医神で、薬草を育て、病魔を打ちのめす力を有していた。550種以上の植物性薬、動物性薬、鉱物性薬が記載されている。阿片、ヒヨス、マンドレークなどもすでに使用されていたが、汚物薬が主な治療薬であったようだ。

古代の人は、間欠的統合失調症、てんかんによる痙攣を、まさに悪魔が体内に侵入し、そこで暴れ回っていると考えた。その悪魔を追い出すために、動物の糞(ふん)、腐った肉や油脂、ブタの耳垢(みみあか)、焼いた羊毛、胆汁などの汚物、そして催吐薬や下剤(阿魏(あぎ)――セリ科の多年草。悪臭があり、別名は悪魔の糞便(ふんべん))が添加されたのである。ウシやヒツジの乳、ヘビの皮、ウミガメの甲なども使用された。ひどい頭痛には、頭を剃(そ)り上(あ)げ、煮立てた糞を載せた(熱さで、痛みを忘れた?)。シュメール人の後、アッシリアやバビロニアがメソポタミアを支配したが、この二つの民族も悪魔を非常に強く意識した。

エジプト時代

病気の症状と治療法を集大成した『エーベルス・パピルス』に記載されている〈くすり〉は、約800種類で、大部分が汚物薬のカテゴリーに入りそうである。この地でも、病気の原因である悪魔を追放できるのは、僧職にある者と規定され、汚物薬での追い出しが盛んであった。優秀なアッシリア、バビロニアの医師がエジプトに招聘された例もあるので、彼らの病気に対する考えや医療方針がエジプトに伝播したのであろう。壁に染み込んだハエの糞、トカゲやネコの血、ガチョウ、雄ウシ、ネコ、ヘビ、カバ、ネズミ、宦官（去勢された奴隷）の脂肪、潰したヒトの頭骨、雄ヒツジの毛、甲虫、腐敗した肉や油脂、カメの甲羅、ブタの歯や耳垢、ロバの蹄、パンや水に長く浸した木に生じたカビ、子どもや大人の尿、経血などが使用された。古代エジプトの医師は、異常なくらいに肛門や糞に注目している。特に、動物やヒトの糞尿は、汚れた魂を清めるために処方され、額に塗ったり、顔を洗ったりもしている。

　また、直腸疾患の治療には、糞を含んだ坐薬が記録されている。汚物薬による悪魔の排出効果を促進するために、呪文を唱えながら、催吐薬、下剤、浣腸も頻繁に実施された。眼病の手当てには、カエルの胆汁と酸敗乳の混合物を目に付けている。

　近年欧米を中心に、糞便移植、別名腸内細菌叢移植、が実施されている。健康な人の便に含まれている腸内細菌を患者の腸内に移植し、正常な腸内細菌叢（腸内フローラ）を再建する療法である。再発性クロストリジウム・ディフィシル感染症や、クロ

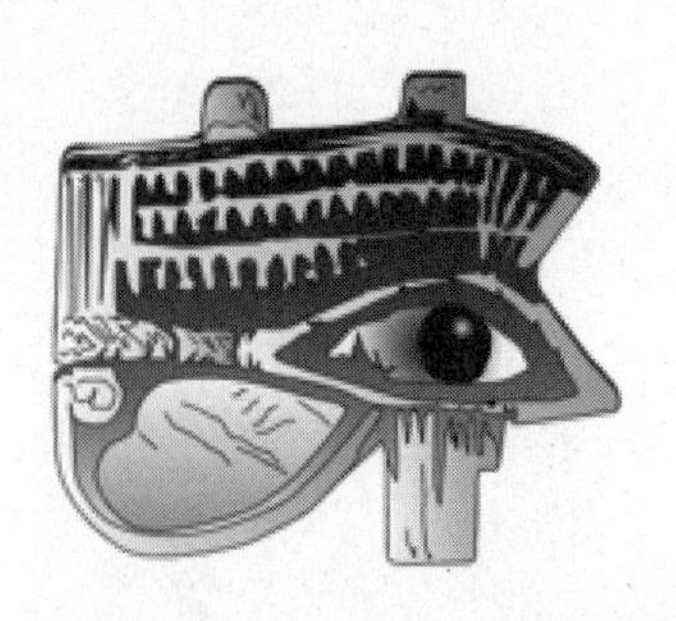
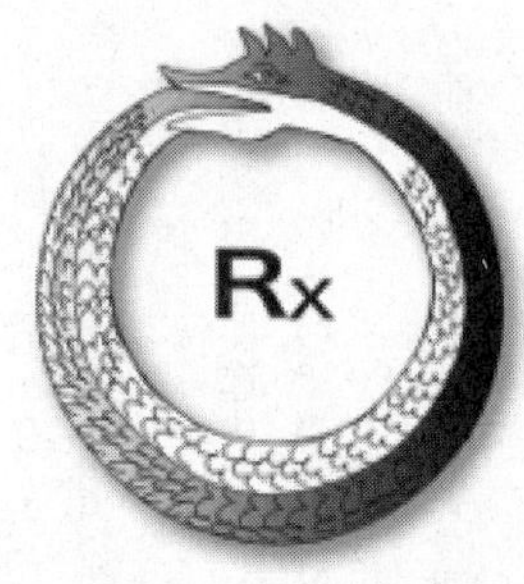

エジプトのホルス神（左）とウロボロス（右）

ーン病や潰瘍性大腸炎などの難治性炎症性腸疾患等の治療に有効であるという。実際には、健康人の糞便から分離、精製した細胞叢溶液を、患者の腸内に移植する。古代エジプトの医師たちに先見の明があったということになりそうだ。

もちろん、彼らに腸内細菌に関する知識があったわけではなく、経験的に学習したのであろう。我が国では一部の大学で臨床研究は進んでいるが、まだ保険の適用外である。最近、中国（南京医科大学）でも、この糞便移植は実施されている。肥満体の女性が、ダイエット療養で、激痩せした時、糞便移植で、奇跡的に回復したと報告されている。

Ｒｘの意味

一般に、処方せんはＲｘと記述され、レシピー（recipe）と呼ばれる。

エジプトのホルス神は、ハヤブサの姿をした、両眼が太陽と月である天空の神で、目は聖眼として護符にされている。このホルス神は、悪魔との戦いで目を負傷したが、母親イシスの母乳で治療した結果、回復した。そこで、目の部分にはＲｘ　ｘＲという文字が刻まれた。この神話に基づき、眼病の処方せんには片目のＲｘ（左目の形）の文字が採用された。現在では、眼病ばかりでなく、すべての疾患に対する処方せんにＲｘと書かれている。近年は、ロボットがくすりの調剤に活躍するようになっているが、筆者が米国で見学したロボットにはRx-robotと書かれていた。

ギリシャ時代

エジプトから地中海を渡って、文化と同様に、医学、薬学もギリシャに伝えられた。

神話時代（BC1000年以前）ではあるが、魔女メディアの回春レシピーは、次のような成分であった――辛い液のある花、種の付いた魔法の草、東の果ての石、大洋の岸からの砂を入れ、次に月の光から集めた白い霜、叫ぶフクロウの頭と翼、オオカミの内臓。さらに、カメの甲羅の粉末、雄ジカの肝臓、カラスの頭と嘴など。これを義父アイエテス王の体の中に注入すると、あっという間に若々しい身体になったという。沢山の汚物とともに、かなり苦み、辛みのあるものが使用されている。

時代は少し下がって、ホメロス（ＢＣ８００年頃）の『イーリアス』と『オデュッセイア』では、汚物薬的なものよりも、ファルマコン（くすり）と呼ばれる半分薬物、半分魔術的なくすりが使用されており、汚物には係わらなくなってきている。さらに下がって、アスクレピオスの時代になると、病気療養地を建設し、神官が神託を告げ、呪文を唱えて、くすりも使用して治療した。穏やかな療法のようで、汚物的なものは使用していないと考えられる。

医聖ヒポクラテス（BC460～BC370頃）の時代になると、病気に関しては、もはや悪魔の仕業という宗教的伝承や迷信を退け、自然現象として捉えている。例えば、神聖病といわれたてんかんも、悪魔が乗り移ったのではなく、脳障害により発生すると考えた。したがって、汚物薬を使用する理由がなく、経験的に知られた薬草（マンドレーク、ヘレボルス、ヒヨス、ケシ汁など）を使用して治療している。汚れた体液を排出するためには、下剤、浣腸、催吐薬、利尿薬が使用された。ただし、アレキサンドリアの医師セラピオン（BC220年頃）は、ラクダの脳、アザラシの胃、ウサギの心臓、カメの血、ワニの糞などの汚物薬を処方している。

ペルシャ時代

この時代は、エジプトの文化とともに、中国から伝わった治療薬も使用した。ペルシャでは、医師はマジ（後に、マジック）と呼ばれ、ドログスと呼ばれた病魔に対して、薬草の知識をもって戦ったとある。ちなみに、薬はドラッグ（drug）と呼ばれるが、中世オランダ語や中世低地ドイツ語の drog-vale〈乾燥した樽〉、特に薬や香辛料に使われる droge waere〈乾燥した商品〉から派生した言葉である。主として、麻薬（ヘロイン、マリファナ、ハシッシュなど）を指す。または〈効かない、怪しげな薬〉の意味もある。

なお、キリスト生誕の時、東方から3人の博士が、黄金、乳香、没薬（もつやく）を持って来るが、この博士はマジと呼ばれたようだが、実際は薬剤師であったのではなかろうか。

ローマ時代

ローマ時代では、ほとんどの医師はギリシャ人であったので、ギリシャ流の薬物治療が実施されていた。この時代は、汚物薬治療は少なく、苦い薬物、催吐薬、下剤は無益として、ワインが主に使用され、またケシ（阿片）も使用された。瀉血も頻繁に行われた。

この時代に、「テリアカ」という万能解毒薬が発明された。ネロ皇帝の侍医であったアンドロマクスが作製したものが、特に有名である。毒ヘビの肉片、魔法の強壮薬、阿片など60種類くらいの物質が含まれていて、時間をかけて熟成させている。以来、テリアカは長年使用され、珍重された。解毒薬というより、一種の汚物薬とも考えられる。

しかし、1745年、医師ウィリアム・ヘバーデン（1710〜1801、狭心症の発見者）は、テリアカには薬効はないと否定した。仮にあったとしても、《プラセボ効果》であろうと述べている。《プラセボ効果》とは、有効成分が含まれていない薬剤（偽薬、プラセボ――たとえば、小麦粉、しょ糖など）によって、症状の改善や副作用の出現が見られることである。現在、薬学の祖といわれるディオスコリデス（40〜90頃）は、「マテリア・メディカ」を書き、テオフラストス（BC373?〜BC288）たちは、生薬を系統的に分類し、汚物薬とは異なり、経験に基づく薬物治療法を模索していた。

ガレノス（129〜199頃）は、病気の治療には、過剰の体液および変質した体液から生成される「邪悪物質」を排除するために、自然治癒力に加えて、瀉血、浣腸、下剤、催吐薬、利尿薬、発汗薬などを推奨した。くすりの中にはテリアカもあり、50〜60種類の物質が含まれていたとか。

シェイクスピアの時代

シェイクスピアの作品『マクベス』の中に登場する汚物薬の成分は、「ヘビのぶつ切り、ヘビの牙、カエルの指先、イモリの目、コウモリ・フクロウの羽根、イヌとマムシの舌、オオカミの歯、リュウの皮、サメの胃袋、毒人参（にんじん）、ヤギの胆汁、赤子の指、トラの腸、ヒヒの血」などであり、これを大鍋で煮込んでくすりとして使用している。ヤギの胆汁やトラの腸は、かなり刺激的な臭気と味を示す。これらの物質は、彼が読破したという膨大な古典の中で目にした汚物薬か、あるいは医師である義理の息子から聞いたのだろうか。

コペルニクスの時代

医師兼天文学者であったポーランドのニコラウス・コペルニクス（１４７３〜１５４３）のＲｘ（処方せん（レシピー））には、「アルメニアの海綿、ハッカ、ヒマラヤ杉、エゴマ、白檀（びゃくだん）、象牙（ぞうげ）の削り片、クロッカス、またはサフラン、カミツレの酢漬け、赤と青のヒヤシンス、シカの心臓の粉、ゴキブリ、一角獣の角、赤珊瑚（あかさんご）、金、銀、砂糖」などが含まれていた。彼の診察、治療は、患者たちには高く評価されていたと伝えられているが、コペルニクスの処方せんもゴキブリを含むので、汚物薬の一つであったと思われる。古代の人々がゴキブリの幼虫を創傷治癒に使用していたことから、彼も前例に従って、処方せんに取り込んだのかもしれない。なお、ゴキブリはミイラを食べるので、エジプトでは埋葬に際して、墳墓内のゴキブリは徹底的に駆除されたと記録にある。

コペルニクスとほぼ同時代人であるアンブロワーズ・パレ（1510〜90）は、フランスで生まれ、最初は理髪外科医の徒弟から始め、のちに従軍外科医になった。当時、銃創の治療には熱した油で焼く方法が一般的であった。イタリア北部のトリノに銃創を軟膏で治療する達人がいるというので、2年の歳月をかけ沢山の貢ぎ物を贈って、達人の使用している軟膏の処方を習った。処方内容は、「生まれたばかりの仔イヌをユリ根と煮て、ミミズを加え、ヴェネツィアのテレピン油と混ぜる」であった。以後、パレは銃創の治療に焼灼術の代わりに軟膏を塗って治療した。その後、パレは有名な外科医となり、「私が手当てし、神が癒したもうた」という名言を残した。この汚物軟膏の作用は、ハトの糞と同様に、イヌの脂とテレピン油の混合による銃創表面の単なる被覆とも考えられる。

なお、仔イヌを煮るという処方であるが、『悪魔の辞典』の著者アンブローズ・ビアス（1842〜1914？）の作品に「犬油」という題の短編がある。仔イヌを一晩煮て、その抽出物をアニス油（駆風薬）と偽って、医師に売りつけ、この油を医師は高級なくすりとして処方せんに書く。さらには、仔イヌの代わりに中絶された嬰児やさらってきた子どもや大人を煮出したものも、一層高級なくすりとして発売された。ギリシャのメディアの汚物薬も顔負けなくすりである。『悪魔の辞典』によれば、「いかさま医師とは、免許状を持たない殺し屋」だという。

17～18世紀頃

初期のロンドン薬局方には、カエルや毒ヘビの肉を始め、殺害された犠牲者の頭蓋骨に生えた苔、死刑囚の頭蓋骨の一部などが収載されている。南米から輸入されたキナ樹皮と並んで、人尿も収載されていた。1718年の病院薬局方では、肋膜炎に馬糞を煎じて服用という処方もある。「近代化学の父」ともいわれるロバート・ボイル（1627～91）曰く、「予は化学を医師あるいは錬金術家のような考察をせず、むしろ一個の理学者がなすべきように、これを考察した」（都築洋次郎『化学史』）。随分と格調は高いが、ボイルは医師と同じく、病気の治療には、「虫、馬糞、人尿、死者の頭蓋骨の苔」の寄せ集めを推奨した。

ボイルとほぼ同世代である宮本武蔵（1584?～1645）は、黒田如水の軍勢の一兵士として豊後富来城を攻めた時、太ももを槍で刺された。武蔵は馬糞を傷口に押し込み、血止めをすると、再度戦場に駆け出したとある（『丹治峯均筆記』）。馬糞を単に消化された藁とすれば、物理的な血止めには有効かもしれない。あるいは馬糞には止血や創傷治癒促進作用を有する成分が含まれている可能性も否定できない。ボイルが馬糞を推奨しているが、かつて馬尿からはウロガストロン、ウロキナーゼ、プレグナンジオールなどが抽出されたので、一概に、馬糞の効果を完全否定もできないであろう。いつの日か、馬糞の薬理作用のスペクトルが解明されることが期待される。くすりの元物質に貴種はないはずだ。

良薬は口に苦し

「良薬は口に苦し」の言葉は、『孔子家語』にあるが、本そのものが偽書とされ、孔子（ＢＣ５５１〜ＢＣ４７９）の言葉か否かは不明とされている。しかし、秦の始皇帝の廷臣といわれた韓非子（ＢＣ２９５〜ＢＣ２３３）の言葉に、「良薬は口に苦けれども、智者は努めてこれを飲む。それが身に入って、病気をよく治すことが分かっているからである」とあった。漢代の史家司馬遷（ＢＣ１４５〜ＢＣ８６）の大作『史記』の中に「留侯世家」がある。後に漢の皇帝となった劉邦（ＢＣ２４７〜ＢＣ１９５）が、覇者への道を辿っていた時のことを記した書である。

劉邦が、秦王朝の都を陥落させ、中に入ると、豪華絢爛な宮殿、夥しい財宝、数千人の美女がいた。早速、そこを拠点にしようと家臣に諮るが、ライバルである項羽のことを考えた家臣の一人が反対する。別の家臣もまた、「忠言は耳に逆らえども、行いに利あり。毒薬は口に苦けれど、病に利あり」と諭す。劉邦は、その言葉を受けて、都から撤退する。

『史記』には毒薬と書いてあるが、注釈では良薬と解されていた。「良薬は口に苦し」

という言葉が、2000年以上も前から人口に膾炙していたことは初めて知った。明らかに、それ以前から使用されていたに違いない。

病気の治療に有効なくすりはなぜか苦みを持っていたので、古代中国の人は毒薬の喩え話を考案したと推定できる。しかも、苦みを我慢させると同時に、くすりの霊験あらたかさも強調している。「くすりの神様」と呼ばれる神農は、三皇五帝の一人で、自ら百草を舐めて、毒草と薬草に分類した（BC2700年頃）。神農は、病気の原因が悪魔の侵入などとは全く考えなかった。くすりとして選ばれた薬草が、口に入った時、たまたま苦みを有しただけと理解した。「良薬は口に苦し」は、神農の言葉ではないか。だとすれば、4700年前の言葉となり、何かくすりの本質を示唆しているのかもしれない。

ともあれ、くすりが苦いという点では、洋の東西を問わず同じであるが、黄河文明の地ではくすりの苦さは単に結果を意味し、メソポタミア、エジプト文明の地では逆に悪魔退治のために必要な汚物や苦いものが〈くすり〉として選ばれた。中国と比較し、豊富な生薬類に恵まれなかったのも、病因論、すなわち悪魔説が治療薬の探索より先に発展した要因とも考えられる。

例えば、「ひどく突飛で胸がむかつくような気持ちの悪いものなので、G・コントノーの考えによれば、それは悪魔をへこたらせ、病人の体から逃げさせるような特性をもった薬物だったのである」とある（マルグリット・リュッタン『バビロニアの科学』)。つまり、吐くことによって、体内から悪魔を追い出すことが目的であったのではなかろうか。メソポタミアに朝鮮人参、インド蛇木、吐根(南米原産)などが豊富にあったとして、適切に使用されたならば、彼らの病気に対する考えも大きく変わったのではないか。もっとも、西洋の場合、神官たちが権力を持っていたので、悪魔説が風靡したのかもしれない。

柳の木

やがて、ギリシャ時代になると、西洋白柳の樹皮は猛烈に苦いことが判明したので、悪魔を追い出すのに格好の薬物と考えた治療者が、痛風熱、リウマチ、神経痛、歯痛で苦しんでいる人に投与した結果、病が治った。病気は悪魔の侵入などという超自然的なことは考えていなかったヒポクラテスも、柳の樹皮を処方している。

また、スペインのイエズス会の修道士が、南米からキナ樹皮を持ち帰ると、すでに知られた効能とその苦みから、マラリアの治療に使用された。1763年、英国のエドワード・ストーン神父(1702~68)は、キナ樹皮の原料不足から、代用品として、苦い柳の樹皮を使用し、解熱効果を確認した。抽出技術が発展すると、柳の樹皮からサリチル酸が分離されたが、サリチル酸は苦く、また吐き気を催す作用があっ

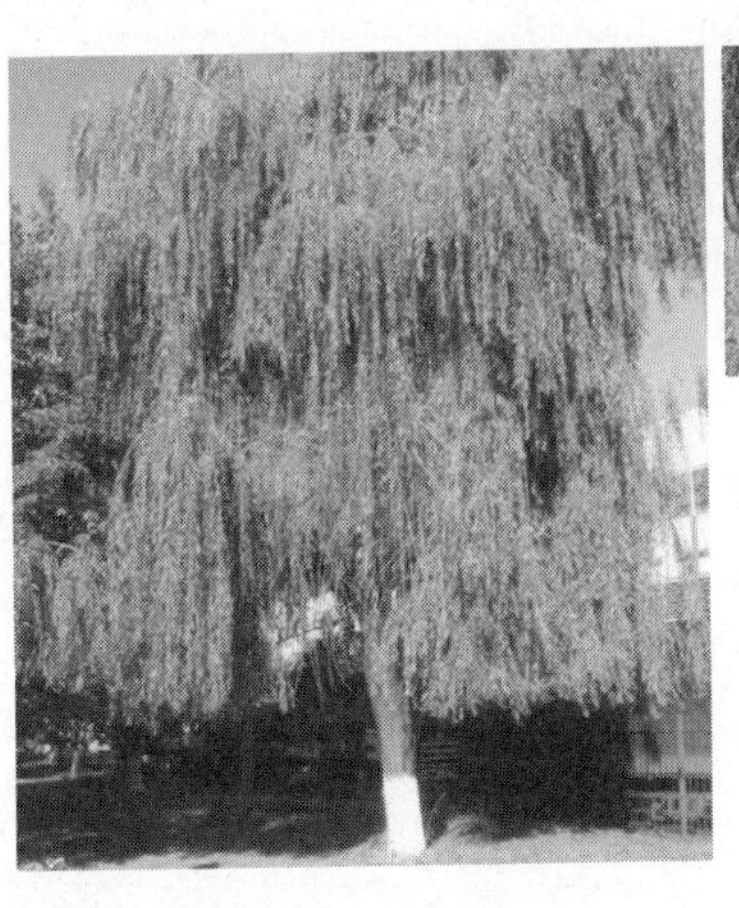
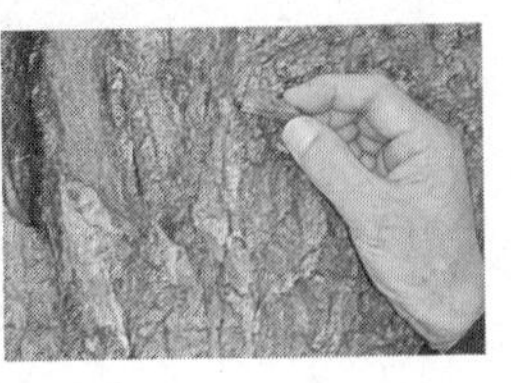

西洋白柳とその樹皮
(ウクライナ、キーウ大学にて、筆者撮影)

たため、それらを抑えたアセチルサリチル酸(アスピリン)が新たに開発された。もっとも、アスピリンも酸味があり、舌の上に置くと、暫くして出血が起きる。

ポーランドやウクライナでも、この柳の木を実によく見かけたが、垂れ下がる枝から、一般の人々はこの柳の木を「泣いている木」と呼んでいるという。

考えてみれば、不思議な話だ。自らを霊長類と分類し、生物界の頂点に立つ人間が、ひとたび病むと、その辺に生えている木の樹皮や根っこをかじるか、舐めるか、煎じたものを飲むのだ。また、見るも汚らしいカビから取れたものを注射するか、塗布して感染症を治療している。人類の共通祖先であるゴリラやチンパンジーから種は分かれても、相当長い期間、人類は密林で生活したと推定されている。樹上生活者であったろう。とすれば、その長い期間、木の芽、葉、枝、樹皮を口に入れていた習慣の名残かもしれない。

くすりの来た道

以上、「くすりの来た道」と題して、文明社会が誕生した前後の医療事情を略述した。

古代社会では、病は悪魔憑きと解釈されて、患者は、頭骨に穴を開けられたり、苦く、悪臭のある汚物薬を服用させられたり、下剤、浣腸、瀉血を受けたりした。平坦(へいたん)な道から思い切り外れて、「けものみち」に入ったような医療風景であった。その道には、イモリ、カエル、ヘビなどの下等生物を始め、フクロウ、ヒツジ、イヌ、ブタ、オオカミ、ウマなど実に沢山の鳥や獣や、その歯、牙、臓器、排泄物(はいせつぶつ)がいっぱい落ちていた。また、穴を開けられたヒトの頭蓋骨もあった。〈くすり〉の原点に戻って話を進める予定であったが、そこには、〈くすり〉らしい〈くすり〉は少なく、汚物だらけの道が一本あった。

そして、現在でも、「歴史は繰り返す」といわれるように、脳外科手術の技術の発達によって、穿孔どころか、頭蓋が半分くらい開けられ、偶然か必然か、苦みや吐き気を有する薬物は次々に開発され、また下剤の服用、浣腸などは日常茶飯事である。

ただ、違うのは、約2500年もの長い間続いた瀉血が減少したことくらいであろう。現代に至っても、悪魔の影は消えていない。病気は病魔、大雪で多数の人の命を奪った雪崩は白魔と呼ばれる。

本章では、〈くすり〉の歴史の初期の段階を述べたが、以下の章では、現代の医療で、国内外で広範囲に使用されているくすりの発明・発見史を記載する。〈くすり〉の来た道をさらに辿って、現代医療で使用されている〈くすり〉の発明・発見の物語を述べる。

以下の章に述べる〈くすり〉のほとんどは、偶然の機会に発見されている。熟考を重ねて立てられた緻密な計画で発見された薬物は、残念ながら、希有(けう)といっても過言ではあるまい。もちろん、本書で取り上げる薬物の他にも、多数の薬物が興味深い発見の歴史を持っている。筆者の書『楽しい薬理学』（南山堂）にも、若干のくすりの発見史が書いてある。興味のある読者はご参照ください。

◎参考文献

宮木高明『薬学概論』廣川書店（1971）
メートランド・A・エディー『海のフェニキア人』（桑原則正訳）タイムライフブックス（1

977）
ドーラ・ジェーン・ハムブリン『最古の都市』（阿部年晴訳）タイムライフブックス（1977）
ウォルター・モデル、アルフレッド・ランシング『薬と人体』（宮木高明訳）タイムライフブックス（1975）
澁澤龍彦『毒薬の手帖』桃源社（1963）
石坂哲夫『くすりの歴史』日本評論社（1979）
司馬遷『史記Ⅲ　支配の力学』（丸山松幸・和田武司訳）徳間書店（1972）
マイヤー、シュタイネック、ズートホフ『図説医学史』（小川鼎三監訳）朝倉書店（1982）
マルグリット・リュッタン『バビロニアの科学』（矢島文夫訳）白水社（1962）
リチャード・ゴードン『世界病気博物誌　ゴードン博士が語る50の話』（倉俣トーマス旭・小林武夫訳）時空出版（1991）
エドワード・ギボン『新訳　ローマ帝国衰亡史』（中倉玄喜編訳）PHP文庫（2020）

第2章　吸入麻酔薬の発見

笑気ガス物語

ディケンズの『アメリカ紀行』

チャールズ・ディケンズ（１８１２〜７０）は29歳の時、新世界への好奇心に駆られて、米国へ旅行をした。ディケンズは、その時すでに『オリヴァ・トゥイスト』などで評判を得ており、その文名は米国にも達していた。その見聞録は帰国後『アメリカ紀行』として出版された。１８４２年1月、夫人とともに、蒸気定期船ブリタニア号（１２００トン）に乗り、ハリファックス経由でボストンに着いている。そこから、馬車に乗り、汽車に乗り、汽船に乗って各地を見聞した。現在の米国のように道路が舗装されているところはきわめてまれで、ある場所では「手足の小骨も全部折れるかと思う」くらいのひどいデコボコ道を馬車が通ったとある。以下、岩波文庫版（伊藤弘之ら訳）に従い、米国紀行の一部をご紹介する。

まず、ボストンからニューヨークに向かい、最初はウスターで泊まり、コネチカット川では蒸気船に乗り、ハートフォードを目指した。ハートフォードに着き、宿泊したホテルは快適ではあったが、「早起きするのを大いに助けてくれるような部屋であった」と記してある。鶏鳴が聞こえるようなホテルだったのかもしれない。まだ、シェラトンもヒルトンもなかった時代である。

コネチカット州ハートフォード

4日間滞在した結果、町は緑の丘に囲まれて盆地になった美しい場所に位置し、土地は肥沃（ひよく）で、樹木が生い茂り、開発も慎重に行われていることが分かったようだ。歴史的には、チャールズ王の勅許状（英国の自治植民地として承認）が秘匿（ひとく）されたとして有名な樫（かし）の樹があった。この町は、コネチカットの地方議会所在地で、かつて謹厳な立法府は「厳法」という有名な条例を出している。例として、日曜日に自分の妻にキスをすると、晒（さら）し台に繋（つな）がれる刑罰が与えられるのだ。ディケンズは、この地方には古い清教徒的精神が当時に至るまで色濃く残っていると感じた。なお、彼は精神科病院や監獄を訪問している。ディケンズが訪問した頃のハートフォードは美しい場所ではあるが、住む人はかなり厳しい精神風土を持っている土地のようであった、と解釈できる。

このディケンズが訪ねた時からわずか2年後、すなわち1844年、この美しく、また長閑（のどか）なハートフォードから、全世界が歓喜の声を上げた大発見の物語が始まった。

米国が英国から独立して、人でいうと還暦を迎えた後の話である。つまり、新大陸の医学が旧大陸に依存しないで、独自の発展を遂げ始めた最初ともいえた。シャーウィン・ヌーランドは、その著『医学をきずいた人びと』（河出書房新社）の中で、「外科麻酔の発明は、……治療技術に対する最大の贈り物になっている。20世紀になされたいかなる輝かしい進歩も、いかなるノーベル賞受賞者の功績も、１５０年ほど前に、米国人の小グループが挙げた業績を凌駕するものではない」と述べている。その発見が、いまだに現代の人類に計り知れない恩恵を与え続けていることを考えると、途方もない発見であったの一文に尽きる。

ディケンズもまた、後年その業績というか、発見の恩恵を受けている。若い時、何気なく通り過ぎたあの美しい町から、「米国の発見」ともいわれる一つの素晴らしい発見の端緒が開かれるなど夢想もしなかったに違いない。もっとも、この発見に至るまでには長い歴史がある。旧宗主国の英国と、かつて植民地であった米国の沢山の人々を巻き込んで、関係した各人に栄光と悲劇を与えながら、ついにゴールに飛び込むことができた。ディケンズばかりか、今日人類全体がその恩恵に与り、人類誕生以来、悩まされてきた「外科手術による痛み」という苦痛から解放された。すなわち、このハートフォードの町で、吸入麻酔薬の開発の先鞭がつけられたのだ。その発見に携わった最初の人物、ホーレス・ウェルズは、不幸にも短い一生を自らの手で閉じたが、彼の墓碑銘には、要約すると、次のような言葉が刻まれている。「苦痛なく、(目覚めるために)眠り、そして心地よく目覚める」と。

この墓碑銘に至るまでの長い道のりを知っておくのも、この場所を起点とする今回の話題、つまり吸入麻酔薬の発見とその意義を理解しやすいものにするであろう。時計の針を大きく戻して、といっても、19世紀後半までくらいであるが、麻酔薬がなかった時代のことをまず考えてみる。

ある外科手術の絵

17世紀頃の西洋の絵に、こんな絵がある。脚を切断された患者と、ノコギリを持った外科医(床屋)、その横にボクサーのようなグラブをはめた屈強そうな男性が立っている。一目瞭然(りょうぜん)で、手術の前に、患者を殴り、気絶させた後に、外科医が任務を遂行した絵である。学生たちはこの絵を見ただけで、絵の意味を納得し、深刻な場面であるにもかかわらず、何となく笑い出す。現代から見れば、何という野蛮な外科手術だと思うからであろう。

それから歳月が経(た)ち、床屋外科から近代的な外科学が発展した。ボクサーの強打や、天井から逆落としで患者を気絶させることなく、無麻酔での手術が始まった。極言すれば、麻酔薬が発明されることなく、手術を受けるとすれば、我々人類は、有史以来、手術の際の激痛をずっと味わい続けることになっていたであろう。

かつて、欧州で病院が設立された時、外科の手術部屋は建物の最上階に設けられたが、その理由は、手術中の患者の悲鳴が病院全体に聞こえぬようにする配慮であったとか。しかし、麻酔薬が最初に使用された場所は、マサチューセッツ総合病院の丸天井の下の階段教室であった。それまでは痛みを抑制するために、アルコールやモルヒネを投与することもあったが、効果は弱かった。そこで、多くの外科医は、手術の速さで患者の苦痛を軽減することに専念した。

華岡青洲（はなおかせいしゅう）の麻酔

ボストンのハーヴァード大学医学部の外科の教授ジョン・コリンズ・ウォーレン（1778〜1856）も手術は無麻酔で行い、患者が痛みに耐えかねて、術中に死亡することもあったようだ。米国を代表する名医といえども、患者の痛みは一切無視して、手術を実施せざるを得なかった。

当時、新旧両大陸において、麻酔という概念は全くなかった。1804年、日本では華岡青洲（1760〜1835）が、自ら処方した「通仙散（つうせんさん）」を使用して、患者を全身麻酔し、乳がんの外科手術を成功させた。残念ながら、その手術も、「通仙散」の成分も、また麻酔という医学の一大概念も、海外に普及することはなかった。欧米の医学者が、青洲の偉業を知ったのは、かなりの年月が経ってからと聞く。

このように、人類の長い歴史の中で、どの時代においても絶対に必要とされた、外科手術に伴う痛みを抑制する手段に関しては、なおざりにされた感がする。いや、むしろ痛みを発する脳機能を一時抑制できることなど、誰にも思いつかなかったし、また応用が可能とは思えなかったのであろう。鎮静薬か、近親者の祈りがあるくらいであった。

ともあれ、どのような転機からくすりを使用して麻酔をかけ、痛みを伴うことなく外科手術を実施することが可能になったのか。旧大陸と呼ばれるようになった欧州で18世紀後半に始まった近代化学の時代から概説する。

笑気ガス

1772年、英国のジョゼフ・プリーストリー（1733〜1804）が発見した亜酸化窒素は、一般には笑気ガスと呼ばれている。このガスを吸入すると、顔の表情が笑っているように見えるので、命名されたようだ。顔の一部の筋肉が弛緩(しかん)するのであろう。彼は、非国教会派（長老派）の牧師であり、また化学者であった。化学に興味を持ったのは33歳の時、渡英中のベンジャミン・フランクリン（1706〜90）と知己になり、『電気学の歴史と現状』という本の刊行を示唆されたことによる。オーストリア帝国（現チェコ共和国）の修道院に勤務していたメンデルが、聖職に携わる一方、余暇を利用してエンドウ豆の研究を実施していたのと同じような事績であろう。また、プリーストリーは、1774年に酸素の単離に成功し、人工のソーダ水（清涼飲料水）を作製している。つまり、ラムネ、サイダー類の創始者でもある。この業績で、王立協会から表彰されている。

プリーストリーは、酸素を単離した後、1774年、パリのアントワーヌ・ラヴォアジェ（1743〜94）を訪ね、彼の発見を詳細に説明している。彼の話を聞いたラヴォアジェは、酸素の化学的性質、燃焼理論を明白にした。すなわち、燃焼は可燃性物質と空気中の「動物の呼吸に適する気体」との化合であると定義し、この気体を酸素*と命名した。ディケンズはフランス革命を背景にした『二都物語』を書いているが、酸素の発見に関する「二都物語」として、本が一冊書けるくらいの出来事であった。もっとも、酸素はスウェーデンのカール・シェーレ（1742〜86）が最初に発見したとされており、「三都物語」かもしれない。

＊酸素は、oxygen と命名されているが、oxy- はギリシャ語で、鋭い、酸っぱいの意味で、-genes は生ずるの意味である。胃の中の、塩酸を分泌する細胞は細胞の局在性から壁細胞 parietal cell と命名されたが、機能的には oxyntic cell と命名されている。

しかし、小説『二都物語』と同じく、パリとロンドンに住む二人の主人公は、いずれも苛酷な運命に見舞われた。ラヴォアジェは、収税人であったため断頭台へ送られた。プリーストリーは、英国人ではあったが、フランス革命を熱烈に支持したのが災いして、怒った民衆により家屋、蔵書、実験器具のすべてを焼かれ、アメリカに移住せざるを得なくなった。

プリーストリーは、1794年、すなわちラヴォアジェが処刑された年、故国から追われるように米国に移住した。18世紀英国最大の化学者が、すぐ近くに住んでいることを聞いて、ペンシルヴァニア大学は化学の教授として招聘したが、彼は受諾しなかった。その時、彼はまだ61歳であり、学者として新世界で十分に活躍できたはずである。以後十年間、フィラデルフィア近郊の町で、ひっそりと思索に耽り、また神学、自然科学の著述に専念し、波瀾万丈の人生を閉じた。1886年、ジョージア州アトランタで、薬剤師ジョン・ペンバートン（1831〜88）は、清涼飲料水コカ・コーラを発明し、今日に至るも世界中で愛飲されている。

デーヴィーの酩酊

麻酔薬の開発に携わった人の中で、パイオニア的存在として、記録に残るのは、英国のハンフリー・デーヴィー（1778〜1829）であろう。

彼は、若くして父親を亡くして、外科医、薬剤師の下で年季奉公をしていたが、ブリストルにある気体医学研究所のトマス・ベドーズ（1760～1808）に雇用された。その研究所では、当時次々と発見されていた各種気体の臨床応用の可能性を追究していた。デーヴィーは、プリーストリーが発見した笑気ガスの研究中に、たまま麻酔効果を自ら体験したのである。そして、ガスを吸った後の顔の変化から、「笑気ガス」と命名した。

その麻酔効果を確認するために、研究所を訪ねて来た友人や知人にガスを吸入してもらい、その成果を披露する。友人の中には、詩人サミュエル・コールリッジ（1772～1834）がいた。彼は麻薬依存症者であったが、笑気ガスを最初に吸入した人といわれている。彼の作品『老水夫の唄』には、「太陽の縁が水にふれる――たちまち星ぼしが現れる、闇が大股（おおまた）にやって来る」という有名な一節がある。デーヴィーはロマン派の詩人としても知られていた。

友人、知人などの比較的小人数での治験例ではあったが、1800年、デーヴィーは22歳の時に、「笑気ガスの化学的、哲学的研究」に関する論文を発行した。そして、彼自身の抜歯後の激痛を笑気ガスの吸入で抑制できたことから、このガスが外科手術の時の肉体的苦痛を軽減できるであろうことを予測した。ただし、笑気ガスは血管を拡張するので、大出血を伴う手術は避けるべきことも示唆している。彼の論文が刊行されると、英国の人々の間では、この新規なガスを吸入すると、酒類に酔った時のような酩酊感を起こすので、一種の娯楽として流行した。デーヴィーは、笑気ガスと同じく、エーテル吸入による麻酔効果も体験していた。

麻酔薬という人類待望のくすりが開発される寸前で、デーヴィーはロンドンに創設された王立研究所（1799年開設）に移籍した。以後、麻酔性気体ガスの世界に戻ることはなかった。しかし、化学の世界では実に多彩な業績を挙げた。1800年、イタリアのアレッサンドロ・ヴォルタ（1745～1827）が電池を発表するや、ウィリアム・ニコルソン（1753～1815）は水の電気分解に成功した。この電気分解という新しい手法を駆使し、1807年、デーヴィーはアルカリ金属（ナトリウム、カリウムなど）を得た。また、塩素を元素として確立した。毒性の高いフッ素の研究にも従事したことがあり、彼の比較的短命の一因とも推定されている。ナトリウムを始め、全部で8個の元素を見いだしたデーヴィーの偉業は、実に素晴らしいと感嘆する。

マイケル・ファラデー

デーヴィーの弟子マイケル・ファラデー（1791～1867）は、出藍（しゅつらん）の誉れともいうべきか、燦然（さんぜん）と輝く業績を残し、19世紀最大の科学者と評価されている。彼の生家は貧しい鍛冶屋（蹄鉄職人）で、生活保護を受けた時もあった。両親は信心深く、息子が立派な人間になるようにと、天使ミカエル（英語発音ではマイケル）に因んで命名した。その両親の薫陶を受け、ファラデーは終生日曜日には教会に出かけ、礼拝に参加したという。

さて、ファラデーは家計を助けるために、物心がついた頃から製本屋で奉公をしていた。そして、仕事の合間に製本した百科事典などを読み、化学や電気に興味を持つようになった。ある時、王立研究所で開催されたデーヴィー教授の公開講座に出席する。そして教授の見事な講演に感銘を受けた彼は、弟子入りを希望した手紙を送った結果、デーヴィーの助手として採用された。助手といっても、研究室の雑用係で、デーヴィーの仕事を手伝いながら、少しずつ化学実験を学び、研究者としての基礎を築いていった。

師であるデーヴィーは、卓抜な実験技術で次々と新発見や新規な考案（安全ランプなど）をして爵位を受け、王立協会の会長になり、一身に栄誉を受けていた。かつて、外科医や薬剤師の下で、年季奉公を勤めていた小僧が伝統ある学会の頂点に立ったのだ。日本ならば、化学界の今太閤とでも呼ばれたであろう。一方、助手のファラデーはデーヴィーの側でその持てる才能を発揮し始め、次々に重要な発見を行った。

塩素ガスの液化

ある時、ファラデーはデーヴィーの指示で、塩素ガスを密閉したガラス管の中で加熱した。その結果、圧力の増加により塩素ガスが液体化することを発見した。早速論文を書き、投稿する前に師デーヴィーに評を求めた。当時、気体の液化はまだ報告されておらず、学問的には間違いなく注目を浴びるものであった。事実、この結果は今日の低温科学の基礎となっている。しかし、その論文の著者名には、ファラデーの名前はなく、デーヴィーの名前だけであった。

それからのデーヴィーのファラデーに対する態度は常軌を逸しており、今でならアカハラ（アカデミックハラスメント）で訴えられても仕方がないくらい徹底していた。まず、ファラデーの論文に、「この塩素ガスの液体化は、自分が予測し、弟子に実験させたものである」という一文をファラデーには無断で挿入した。1823年、ファラデーの業績を評価した学者から王立協会の会員へ推薦されると、会長のデーヴィーただ一人が猛反対したのである。

デーヴィーは、シェイクスピアのいう「緑色の目をした怪物」（小山慶太『肖像画の中の科学者』文藝春秋）となり、またハイド氏となったようだ。それにしても、弟子の仕事に嫉妬（しっと）の炎を燃やし、素直に喜べない指導者の心情を考えると、複雑な気分になる。

なお、塩素の液体化は、ファラデーが発見する18年前に、トーマス・ノースモア（1805年）がすでに報告していることが後に判明した。ファラデーは、早速先人の発見を総説で明記した（1824年）。王立協会には、圧倒的多数の賛成票で会員に選ばれ、また以後独創的な業績（電磁気回転、ベンゼン、電磁誘導、電気分解の法則などの発見）を挙げた。これらの成果により、王立協会会長に二度推薦されたが辞退した。

貧しい育ちから、ファラデーは大学者になったが、住居は王立研究所の屋根裏の一室で、ここに37年間夫婦で暮らした。特許を取る気になれば、いくらでも取れたはずだが、名声と同様に、蓄財にも全く興味がなかったようだ。

その暮らしを聞き及んだヴィクトリア女王とアルバート公は、ファラデー夫妻の老後を考えて、ロンドン近郊の王室領の一角にある屋敷の提供を申し出た。ファラデーは、その申し出を固く辞退したが、断り切れずに、屋敷に転居した。その地で、夫人とともに穏やかな晩年を過ごしたという。ファラデーが永眠したのは75歳で、遺体は共同墓地の質素な墓に埋葬された。

デーヴィーの業績

デーヴィーの業績に関しては、多くの化学者がその仕事を高く評価し、褒(ほ)め称(たた)えているが、どこか歯切れが悪い。晩年のファラデーへのひどい仕打ちというか、陰湿で、傲慢(ごうまん)な性格が災いしているのかもしれない。スウェーデンの化学者イェンス・ヤコブ・ベルセリウス（1779〜1848）は、デーヴィーの仕事を「光輝ある破片の集まり」と評している。この言葉を筆者なりに解釈すると、彼の仕事は、1カラットのダイヤモンド20個が集まったように輝いているが、20カラットのダイヤモンド1個の燦然たる輝きとは異なるとでもいっているように思われる。

王立協会の会長とはなったが、デーヴィーはまだ42歳、後年のベルツェリウスの評価を待つまでもなく、彼もまた20カラットの仕事への野望があったのだろう。これに対して、ラヴォアジェが断頭台に向かう直前に、「私の思い出にはいくらかの栄光が伴うだろうと信じている」と夫人に手紙を書いている。彼の科学的業績は、後年高く評価されるに違いないと確信していたようだ。デーヴィーも、同様な思いを持ってこの世を去ったのであろうか。

惜しむべき「光輝ある大発見」

もし、デーヴィーが笑気ガス、あるいはエーテルの麻酔作用を徹底的に追究し、1800年代初頭に外科手術への本格的応用を成し遂げていたならば、麻酔薬の創始者として、今日に至るも、麻酔に関する成書の第一頁(ページ)にその名前を飾ったであろう。よしんば、ファラデーの業績が化学・物理学の分野では最高峰であっても、麻酔薬の発見は、ファラデーの全業績と互角か、あるいはそれ以上の評価を得たのは間違いないであろう。デーヴィーがこの世を去ってから約20年後には、米国のウィリアム・モートンは麻酔下での手術を成功裏に終え、「米国の発見」と称されたのだ。デーヴィーの仕事となれば、ベルツェリウスの評価も大きく変わり、「光輝ある世紀の大発見」となったに違いない。そうなれば、弟子のファラデーが何を発見しても、激賞こそすれ、落胆させるような言動を取るはずはなかったと思う。

デーヴィーは、もう少しの間気体医学研究所に留まって、笑気ガスによる麻酔の問題に時間をかけるべきではなかったろうか。若い頃、外科医の下で奉公した経験を持っている。麻酔薬があれば、患者が泣き叫ぶことはないはずだ。気体医学研究所より王立研究所の方が格式高く、名誉な場所であったのであろうか。王立研究所でも、その気があれば、気体の研究はできたと推察できる。それとも、当時刊行した『Element of Chemical Philosophy（化学哲学の基礎）』が評判を呼んだので、心置きなく別の分野を選んだのであろうか。金銀財宝がザクザク埋まっている宝島の入り江まで来て、上陸することなく、島を去ってしまった。上陸し、洞窟を探検して、宝箱を探し出したならば、デーヴィーもまた、ラヴォアジェと同じく、「後年、ある種の栄光をもって思い出されるであろう」と確信して世を去ったと思う。デーヴィーが笑気ガスの仕事から手を引いたのは、何とも惜しまれてならない。

笑気ガスから離れた理由

デーヴィーが自ら発見した笑気ガスの麻酔効果を実用化の段階まで持ち込めなかった理由として、当時は産業革命（1760～1830年代）の全盛期であり、ロンドンでは「知識の普及や製造業の改善、科学上の発見の応用を教授すること」という目的で、王立研究所が開設されていたという事情もある。この目的のため、ファラデーの時代になっても、企業から持ち込まれる鋼、ガラス、晒（さらし）工場の工程改良などの委託研究にかなりの時間を取られていたという事実がある。

したがって、デーヴィーも、委託研究などを行ううちに、製造業に関心を移したのだろう。特に、ヴォルタによる電池の発明、ニコルソンによる水の電気分解などが、デーヴィーの興味をそそったとも考えられる。デーヴィーの実績としては、植物アルカリからカリウムを、天然ソーダからナトリウムを単離したことが挙げられる。だが、これは、彼の才能を駆使しなくても、いずれ誰かが成し得たことだ。研究所の方針のために、麻酔薬の開発という大金脈を捨て、他の山に登らざるを得なかったのかもしれない。

エーテルとクロロホルム物語

サミュエル・コルト

プリーストリー、デーヴィー、ファラデー、そしてラヴォアジェたちによる欧州における化学の発見と応用に別れを告げて、舞台を米国東部コネチカット州ハートフォードに移す。ディケンズの『アメリカ紀行』によれば、「清教徒的精神の残るような静かな町」である。まだ、墓碑銘のある墓に入る主人公ウェルズが少年時代を過ごしていた頃である。その少年の一歳年上になるが、その名前を後世に残した男がこのハートフォードで誕生した。西部劇のファンならば、誰でも知っている名前で、その名前の付いた題名の映画もあった。6連発銃を考案したサミュエル・コルト（1814〜62）である。

コルトは、織物業者の息子として生まれ、15歳からインド航路の船員として働き、船中で車地棒（しゃちぼう）、あるいは蒸気船の外輪を見て、回転式（リボルバー）拳銃（けんじゅう）のヒントを得た。戦時中パイロットであった経験を生かし、喘息（ぜんそく）予防薬インタールの吸入にプロペラを付けた装置（スピンヘラー）を考案したロジャー・アルトニアン（1922〜87）の業績に似ている。

船員を辞め、ハートフォードに帰郷後、船中で得たアイデアを生かして、21歳のとき、回転式弾倉を有する連発拳銃*の特許を取得した。その特許を資本に、1836年、ニュージャージー州パターソンにコルト特許火器社を設立した。しかし、軍隊からの採用がなく、事業を閉鎖した。

ところが、1844年、先住民族のコマンチとの戦いで、コルト式連発銃の威力が証明された。これが引き金となって、コルト銃は政府から注文を受け、1847年、ハートフォードに工場を建設する。ディケンズがハートフォードを通過する際、4日間過ごしているのに、コルトの話が出てこないのは、当時コルトは、まだ無名であったからであろう。

もっとも、ディケンズがさらに旅を続けて、セントルイス近くに来た時、目にした土地の新聞の記事に驚いている。「ブリッジマンという人物が、その土地の市民ロス氏に対し、ずっと苦情を申し立てていた。コルト式の回転式ピストルを持ったロス氏の義兄が、ブリッジマン氏と通りで会うや、弾倉の中身の5発を彼に向けて発射した」。ということは、パターソンで生産された最初のコルト式連発銃は、もう中西部まで届いていた。ハートフォードが静かで、平和な町であったのは、コルトの工場が稼働していなかったからであろう。

コールト博士の巡回公演

コルトは、少年時代に化学主任と一緒に、父の織物工場で笑気ガス遊びに耽(ふけ)っていて、笑気ガス吸入後の奇妙な振る舞いに気付いていた。成人したコルトは、会社設立の資金を得るために、笑気ガス遊びの経験を生かした。彼は、「ニューヨーク、ロンドン、カルカッタで著名なドクター・コールト（Dr.Coult で Colt のスペルミスではない)」、あるいは「プロフェッサー・コールト」と称して、1834～36年の3年間、移動式実験室で作製した笑気ガスを荷馬車に積んで、カナダおよび全米各地を巡業したのである。彼らの宣伝文句は、「笑気ガスを吸うと、笑って、歌って、踊って、喋って、そして喧嘩などして陽気になる。さあさあ、皆さん笑気ガスを吸ってみませんか?」であった。

事実、笑気ガスの吸入者は吸入後数分間、奇妙奇天烈なパフォーマンスを行う。そ

＊米国は、西部では騎兵隊と先住民との戦い、メキシコ戦争（1846～48年）、そして南北戦争（1861～65年）などで、大量の銃を必要としていた。コルト社の連発銃は、陸軍に採用され、その真価を発揮した。特に「コルト・ピースメーカー」、別称「コルト45」は逸品で、一世を風靡した。コルト拳銃で武装した18人の騎兵隊が200人の先住民族を制したとの報告もある。当時の人々は、コルトの拳銃を見て、「神はすべての男を作られたが、コルトはすべての男を均等にした」と評した。つまり、「男には、先天的に力強い人と弱い人がいるが、拳銃を持たせたら力の強弱はなくなる」という意味のようだ。

の行動を見て、観客は喜んだ。暴れ馬に乗ったカウボーイの演ずるロデオを見るような気分で、25セントの入場料を払って吸入者の振る舞いを見物した。コルトは、卓抜なエンターテイナーであった。麻酔性気体を使用した興行で、企業の設立資金を集め、後に大富豪になった男、まさにアメリカン・ドリームの具現者の一人であろう。ノーベルと同じく、「死の商人」といわれながらも、コルトは子どもの死の悲しみから立ち直れず、また痛風とリウマチ性疾患で47歳の生涯を閉じた。

このように、笑気ガスは新大陸に持ち込まれたが、麻酔薬としてではなく、コルトらの自称化学者により、一種の娯楽用薬品として使用されている。また、「笑気ガスパーティ」も各地で頻繁に開催され、吸入者の酩酊ぶりが大いに受けた。コルト以外の自称化学者や教授も全国行脚し、営業に努めたので、世間周知の娯楽となったのであろう。サーカスという興行があるが、コルトの場合、ゾウやトラを使わないサーカスのようなのりで営業していたのであろう。この「笑気ガスパーティ」はカード（トランプ）と同じく人気があった。コルトがショービジネスの世界から足を洗い、銃器製造に励んでいる間にも、他の化学者は引き続きハートフォードを含めて各地でショーを開いていた。

「歴史に飛躍はない」というが、コルトが笑気ガス興行から離れて8年後、ディケンズが通過してから2年後、すなわち1844年、このハートフォードでやっと笑気ガスの麻酔薬としての可能性に注目した人が現れた。デーヴィーが笑気ガスの麻酔効果を報告してから、はや44年の歳月が過ぎていた。

歯科医ウェルズ

ホーレス・ウェルズ（1815～48）は、ヴァーモント州ハートフォードに生まれ、ボストンで歯科医としての教育を受けた後、コネチカット州ハートフォードで開業した。1844年、ウェルズ夫妻は友人と一緒に、評判の見世物師ガードナー・コルトン（1814～98）主催の「笑気ガス実演会」に出かけた。このコルトンは、ニューヨークにある医科大学の学生であったが、学費稼ぎの目的で、娯楽の中心地ブロードウェー・タバナクルで笑気ガスの大展示会を開催し、大当たりをとった。その勢いで、各地を巡業し、大きな利益を上げた。たまたまハートフォードに巡回して来た時、その会場にウェルズ夫妻が客として来ていたのである。コルトンの指導で、笑気ガスを吸ったウェルズと友人たちは、珍妙なパフォーマンス（ウェルズ夫人談）を示した後、席に戻って来た。ある友人は、転倒したのか、膝から出血していたが、痛みは全くないといった。

膝から流れている血を見た時、抜歯の時の患者の苦痛に悩んでいたウェルズの頭に突然霊感が閃いた。予め笑気ガスを吸入させておけば、無痛下で抜歯ができる――彼はこの考えに興奮した。翌朝、コルトンを自分の医院に招き、今から自分の抜歯を行うが、笑気ガス吸入下で実施したいと申し出た。ウェルズが笑気ガスを吸入後、友人のジョン・リッグス（歯周疾患の父、1811〜85）が虫歯になっていた臼歯を抜歯したが、ピンで刺されたほどの痛みも感じなかったのである。

それ以来、ウェルズは、例数を増やし、笑気ガス麻酔にある程度自信を持ったところで、ボストン時代の弟子であるモートンと化学者ジャクソンに相談した。その結果、ハーヴァード大学医学部外科のジョン・コリンズ・ウォーレン教授（1778〜1856）の許可を得て、1845年、マサチューセッツ総合病院の手術を見学できる階段教室で、笑気ガス麻酔下での抜歯手術の公開を行った。しかし大勢の聴衆（主として医学生）を前にして緊張したのか、若干の処方ミスがあったのか、抜歯の際、患者は声を上げた。手術は失敗し、ウェルズは参加者の嘲笑と罵声を受け、詐欺師と罵られた。彼はそそくさと教室を去った。後日、患者は、抜歯の痛みからではなく、単に緊張感から声を上げたと述べている。この麻酔の公開手術の失敗が彼の一生を決め、運命の女神アトロポスは、鋏の代わりに、ウェルズの手にカミソリの刃を渡したのである。ウェルズのアイデアは、相談したモートンとジャクソンに引き継がれた。

化学者・地質学者ジャクソン

チャールズ・トーマス・ジャクソン（1805〜80）は米国マサチューセッツ州プリマス――古い植民地（オールドコロニー）――で生まれ、一家は名門で資産家であった。祖先はメイフラワー号に続く移民船の一つであるホワイトエンジェル号で渡って来ていた。

10代の時、化学と地質学に興味をもち、ハンフリー・デーヴィーの本を読んでいた。ハーヴァード大学医学部を卒業し、パリに向かい、3年の留学後、故郷に帰る。帰国の船で、サミュエル・F・B・モールス（1791〜1872）と知り合い、電磁気の話が話題に上がった。のちにモールスが、モールス信号の特許を取ると、ジャクソンは、私も発明者の一人であると主張し、モールスを驚かせたという。帰国後はスーザン・ブリッジと結婚した。彼女は、前途有望な医師と結婚したと思ったが、実際は船乗りと結婚したのと同然だったようだ。ジャクソンは年中旅をし、妻子を顧みなかった。彼は医学部を卒業したが、地質学者となり、その仕事に熱中していたのである。

歯科医モートン

ウィリアム・モートン（1819〜68）は、マサチューセッツ州チャールトンシティで商業、農業を営む家庭に生まれた。青年時代に西部に向かうと、金の使い込み、不正経理、小切手の偽造など、筋金入りのペテン師として烙印を押されていた。しかし東部に戻り、チャールトンで巡回治療中のウェルズに出会い、歯科医になることを決意する。ボルティモア歯科大学を経て、一時ウェルズの下で修業する。その間に、ボストンの名士であった前述のジャクソンの知己を得た。まず、ボストンで歯科を開業し、次にファーミントンに移住した。１８４４年、土地の旧家で資産家の娘ホイットマン・エリザベスと結婚する。ホイットマン家は、モートンが高名なジャクソンと親密の仲であり、さらに医師になるために勉強中と知って、娘との結婚を認めたという。

ウェルズに影響を受けたのであろうか、モートンも笑気ガス麻酔に興味を持った。ボストンに戻ったモートンは、夫婦でジャクソンの家に間借りする。ジャクソンはモートンに笑気ガスの代わりにエーテルを使用することを提案し、さらに、エーテルは市販品を使用せず、自分で作ったものを使用するように勧めた。そのエーテルで患者を麻酔し、抜歯を行った結果、患者は痛みを訴えなかった。抜歯手術に成功したことで、次に外科手術への応用を考えたモートンは、ウェルズの場合と同じく、ウォーレン教授に彼の新しい手法を伝え、執刀を依頼したのである。

興味を持った教授は同意し、１８４６年10月16日、マサチューセッツ総合病院で公開手術を実施する。ウェルズの時と同じ階段教室で行われ、半信半疑の聴衆の前での頸部腫瘍の切除であった。患者は21歳の印刷業者で、エドワード・アボットという名前であった。モートンが作製した吸入器を使って、エーテル吸入後4～5分後に眠り込んだような状態になった。教授は手術を始めた。約25分にわたる手術が終了した時、教授は目に涙を湛（たた）えていった。「皆さん、これはペテンではありません」。患者は、身震いもせず、また悲鳴も上げなかったのである。

麻酔の施術者モートンは万雷の拍手を浴びた。執刀したウォーレンは68歳で、近く定年退職する予定だった。自分が現役のうちに無痛手術を実施できた感動で思わず出てきた涙であったかもしれない。その翌日、ウォーレン教授の弟子ジョージ・ヘイワードがエーテル麻酔下で手術を実施し、その手術も成功した。なお、アボットは52日間入院していたが、健康を取り戻し、退院したという。

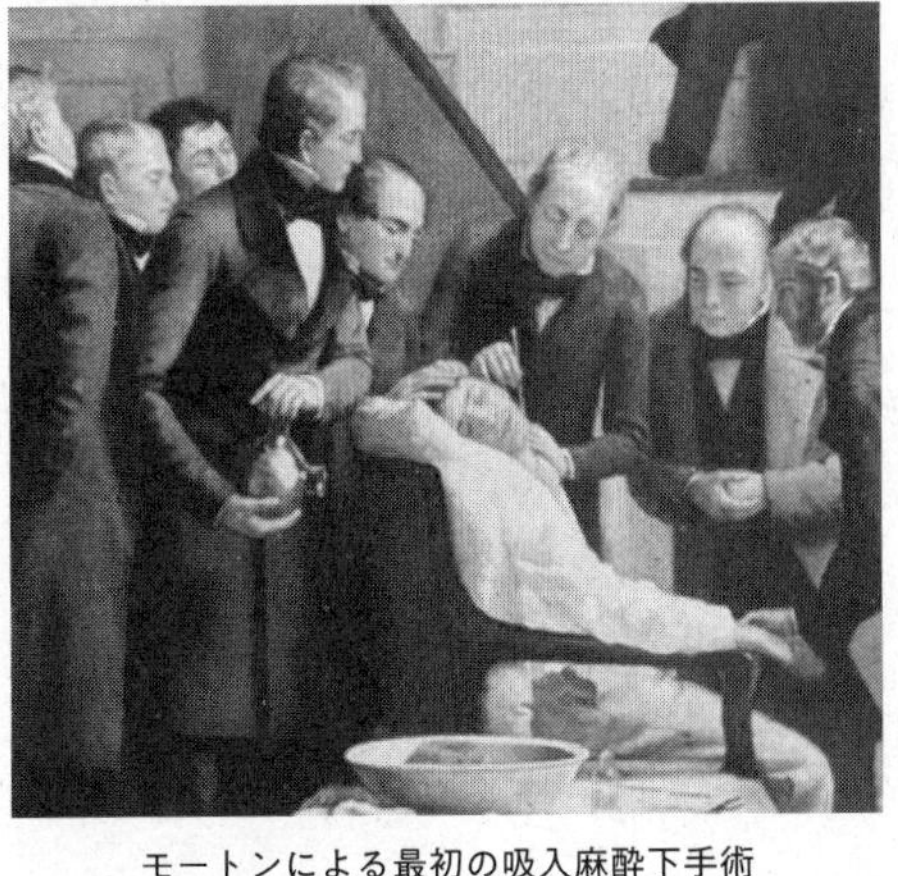

モートンによる最初の吸入麻酔下手術
（坂井建雄『図説　医学の歴史』医学書院より）

このエーテル麻酔の成功は、「米国の発見」と称されて、全世界に打電された。同年12月、英国の著名な外科医ロバート・リストン（1794～1847）は、エーテル麻酔下で下肢の切断に成功し、「ヤンキーのトリックは催眠術よりずっとましだ」と言った。「ヤンキー」とは、イギリス人がアメリカ人の俗称として使う言葉であるが、当時、医学後進国のアメリカに対する宗主国、英国の医師の複雑な気持ちを込めて使ったと考えられる。リストンに見習って、各国の外科医も直ちにこのエーテル麻酔を採用した。

なお、ウォーレン教授の同僚で、解剖・生理学の教授であったオリヴァー・ウェンデル・ホームズ（1809～94）は、その偉業を称え、エーテル麻酔で起きる状態をanaesthesia（ギリシャ語、an-aisthēsis、無感覚）と提案した。この名称は、すでにプラトン（BC427頃～347頃）やディオスコリデス（40頃～90）により提唱されていたが、ホームズの再提案で、麻酔を意味する適切な言葉として採用され、現在に至っている。

エーテルの発見

ここでエーテルの発見についても触れておきたい。1540年、ドイツの医師、薬剤師、植物学者であるヴァレリウス・コルドゥス（1515～44）は硫酸とワインを混ぜて蒸留することによって「甘い礬油（sweet oil of vitriol）」を得た。その蒸留法、調整法を詳細に論文にしている。コルドゥスはヨーロッパで最初の公定薬局方『薬法書』を編集したことでも名を知られている。

同時代の化学者、パラケルスス（1493〜1541）も別個に「甘い礬油」を作製し、その物性を調べ、味わいのある物質と報告した。さらに、その薬理作用をニワトリで検討した。ニワトリは餌に混入したその物質を食べ、またその物質の上にのせると、長時間眠った。覚醒後、なんの障害も受けていない。「ヒトが服用すると病の苦痛を軽減でき、諸疾患に有効で、解熱作用を有している」と簡単に報告している。ドイツ人化学者オウガスト・ジーグムント・フロベニウス（?〜1741）はその「甘い礬油」を「硫酸エーテル」と命名した（1730年）。揮発性が極めて高く、空気に触れると直ちに蒸発したことによる。

パラケルススは、実験動物としてニワトリを使用したので、麻酔効果を軽く見たようだ。デーヴィーが、笑気ガスの有用性を知りながら深追いしなかったと同じように、パラケルススも、エーテルの麻酔作用を知りながらも臨床への応用を思いつかなかった。彼は、戦陣外科医として、また日常は外科医として手術も実施しているので、手術時の患者の痛みも知っていたはずだ。「セレンディピティを逸した例」であろう。

医師ロング

「ボストンでエーテル麻酔成功！」のニュースが伝わり、またモートンやジャクソンによる特許権の主張などのため、政府が発明者に報奨金（10万ドル）を贈呈するとの報道がなされた。反駁するかのように、南部のジョージア州ジェファーソンの医師クロフォード・ロング（1815〜78）が、1842年、エーテル麻酔下で患者の頸部から小さな腫瘤を摘出していることを主張した。モートンの公開手術より4年前のことであり、ディケンズが渡米中のことであった。

ロングはきわめて控えめな医師で、彼はエーテル麻酔下での手術を詳細に記録していたが、手術の成績を世間に報告するつもりはなかった。ロングの先取権に関する論文は、患者や周囲の者たちの勧めで1849年に公表された。無名の開業医ロングが早々にエーテル麻酔を実施していた事実に、モートン始め多くの人は驚いた。特に、耐え難い痛みを受けながら、外科手術を受けた患者は、その4年のブランクに泣いたことであろう。

ロングは、ジョージア州ダンビルで、州議会議員、商人、農園主の息子として生まれた。フランクリン大学（現ジョージア大学）を卒業後、1838年にペンシルヴァニア大学医学部へ進学し、翌年学位を取得した。フィラデルフィアでの学生時代、自称化学者たちの巡回公演による「笑気ガスパーティ」や「エーテルパーティ」を見物していた。コルトの公演は1836年には終わっていたので、ガードナー・コルトンか、他の化学者の公演を見たのであろう。

余談だが、笑気ガスの発見者、プリーストリーがフィラデルフィア近郊で没したのが1804年である。もし彼が長寿を保ち、この陽気な巡回公演「笑気ガスパーティ」を見物したならば、さぞかし驚いたことであろう。

さて、ロングは、ニューヨークでインターンを修了後、帰郷し、ジョージア州アセンズで地域医療に従事していた。1840年代に入ると、化学者の巡回公演が南部まで来た。「笑気ガスパーティ」を見学した友人から笑気ガスの提供を依頼された彼は、笑気ガスの代わりにエーテルを渡した。ロングも友人たちによる「エーテルパーティ」を見ていたが、突然閃いた。この「エーテルパーティ」を見学した医師、歯科医師はかなりいたはずだが、臨床への応用を考えた人はいなかった。長年人類が希求していたものが、目の前に展開されているのだが、意識に上らなかったのだ。あまりにも面白い「酩酊ごっこ」なので、医師も、歯科医師も、単なる娯楽として手を叩いて楽しんでいただけであった。

しかし、ロングは自らの閃きの重要性を察した。彼の患者ジェームス・ヴェナブルは首に2個の腫瘍を持っていたが、手術を恐れて、逡巡していた。ロングは、患者をエーテル遊びに誘い、エーテルが無害であることを彼に納得させた。1842年3月、ロングはエーテルをタオルに注ぎ、患者に嗅がせ、意識がなくなった後、腫瘍の一つを切除した。患者は痛みを訴えず、術後自分の腫瘍が切除されていることを知って驚いた。その時ロングは27歳であった。9週間後には2個目の腫瘍をエーテル麻酔下に切除した。以来、9例の患者にエーテル麻酔で手術をし、成功している。1845年には、出産に際してもエーテル麻酔を実施している。つまり産科麻酔にも成功している。

後述するが、英国のシンプソンがクロロホルムを使用して、産科麻酔を実施したのは1847年11月であった。シンプソンが宗教界の反対で、時間を取られている間に、ロングは産科に応用したわけである。エーテル麻酔は、ロングにとって、セレンディピティであった。

ちなみに、ロングの従兄弟は、西部劇映画『OK牧場の決闘』で名高い、歯科医ドク・ホリディ（1851〜87）である。

悲劇の発見者

出産に陣痛が伴うように、麻酔薬の発見にも痛みが伴った。それは、神経が関与する身体的な痛みではなく、経済的なものであり、また薬物依存によるものであった。エーテル、笑気ガスに続いて、クロロホルムが開発され、外科手術に革命が起きた。

歯科医ウェルズは、笑気ガスの公開実験の失敗から廃業し、名画の複製品の販売などで生活を立てていた。名画を飾る額の仕入れのために、ニューヨークに何度も足を運んだ。クロロホルムが米国でもポピュラーな麻酔薬になると、不幸にも、ウェルズ

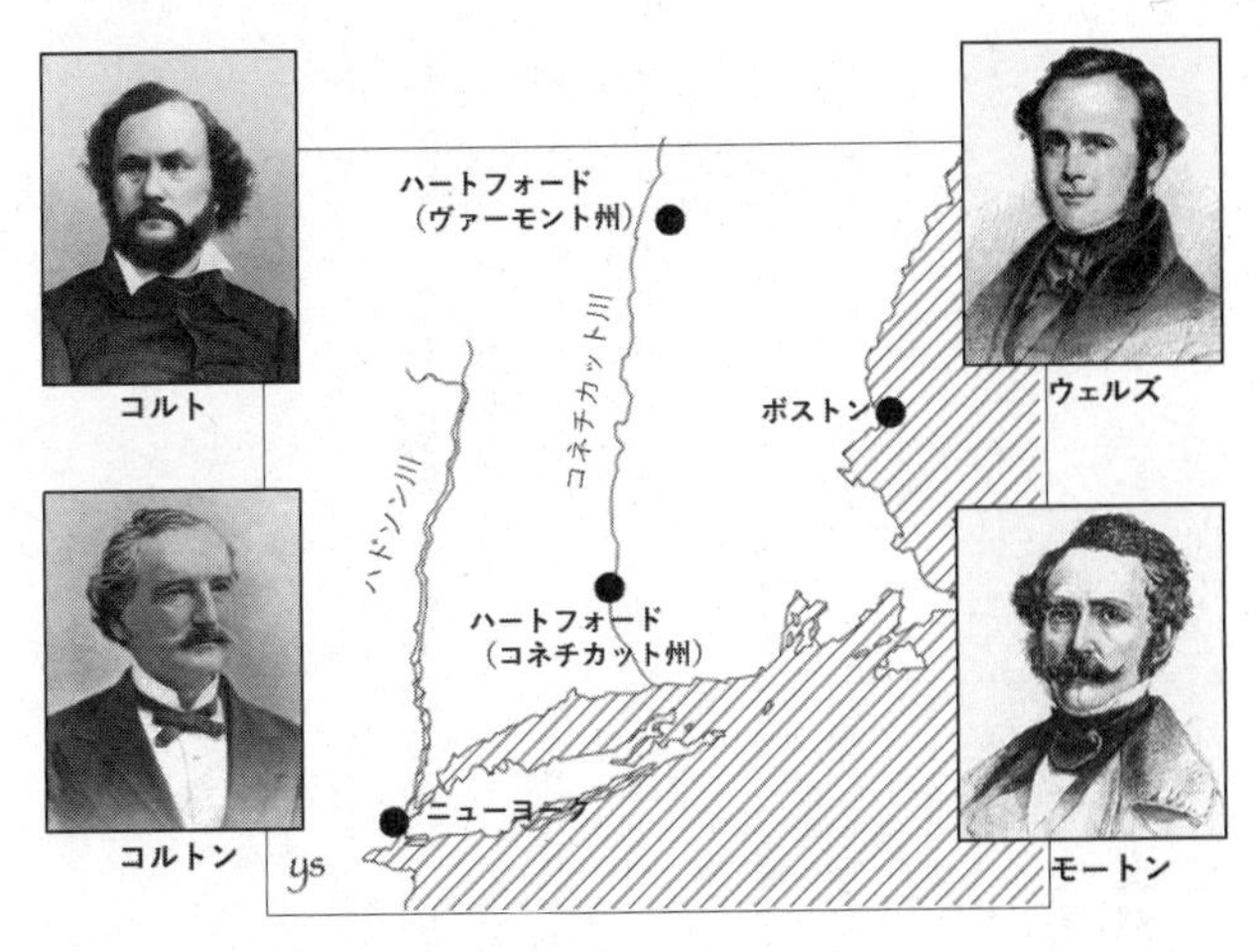

吸入麻酔薬開発に貢献した人々

はクロロホルム依存症となった。ある時、ニューヨークに来て、クロロホルムを吸った後、夜の町に出かけた。彼は、客を探す娼婦の服や身体に数日にわたり硫酸をかけ、警察に逮捕される。留置所に収容されるや、密かに持参したクロロホルムを多量に吸い、自己麻酔下に股動脈を切断して命を絶った。ハートフォードで開催された「笑気ガス実演会」で、知人の膝から流れ出る血に気付かなかったならば、自らの脚から血が流れるような悲惨な事態には至らなかったかもしれない。享年33歳。死後間もなく、フランスの医学会は、彼を麻酔薬の開発者として認定した。しかし、今少し、例数を増やし、笑気ガス麻酔に熟練して公開実験に臨んでいれば、吸入麻酔薬、つまり全身麻酔薬の発見者としての栄誉は間違いなく彼のものであったろう。

次は、ジャクソンであるが、エーテル麻酔に関して、彼はモートンに顧問料として500ドルをもらい、共同譲受人として、特許申請書にサインした。ところが、彼の麻酔薬開発の権利の請求は国に不当と断定されたので、失意のうちにアルコール依存症に陥り、発見に対する強迫観念から、最後は精神科病院に入院した。7年後に死亡し、ボストン近郊のマウント・オーバーン墓地に埋葬された。ちなみに、ジャクソンの姉は、詩人ラルフ・ウォルド・エマーソン（1803〜82）の妻である。1846年、地質学者ルイ・アガシー（1807〜73、氷河期の発見者）がハーヴァード大学に講演で来た時、ジャクソンが、麻酔の発見者としての権利を主張しているのを聞いて、「この麻酔で、患者が死亡した場合でも、あなたは発見者と名乗りますか？」と聞くと、ジャクソンは下を向いたままであったとか。

最後にモートンであるが、エーテル麻酔は特許に値するとして国に特許権を申請したが、当然ながら答えはノーであった。それを不服として裁判所に訴え、訴訟費用でほぼ全財産を失い、そのためか、精神に異常を来した。ニューヨークのセントラルパーク内を夫人と一緒に馬車で走行中、突然、馬車を止めさせて飛び降り、湖に飛び込んで、頭を打ち、脳出血で翌日死亡した。マウント・オーバーン墓地に埋葬されたが、墓碑銘には以下の碑文が刻まれている。

ウィリアム・T・G・モートン
吸入麻酔法を発明し、世に知らしめる
外科手術の苦痛を防ぎ、除去する
このもの以前は、手術は常に苦痛であった
このもの以後は、科学は苦痛を制御している

「性格は宿命である」というギリシャの哲学者ヘラクレイトス（BC550頃～BC480頃）の言葉があるが、ウェルズ、ジャクソンおよびモートンの三人にも当てはまるような気がする。しかし、医師ロングは安らかな人生を全うした。このロングの生き様は、まさにマイケル・ファラデーを彷彿(ほうふつ)させる。二人とも、その成し遂げた偉大な業績にもかかわらず、名声にも、富にも無縁であったことが、後世の人々から高く評価される一因となったのであろう。

以上、吸入麻酔薬の発見史を記したが、ドクター・コールトやガードナー・コルトンらの役割が大きいのに読者も気が付かれたと思う。まず、ロングやウェルズは、巡

回公演中の「笑気ガス実演会」や「エーテルパーティ」にヒントを得て、臨床応用を試みている。モートンやジャクソンは、ウェルズに影響を受けた。したがって、これらの珍妙な遊びが米国で流行らなかったら、吸入麻酔薬の発見はかなり遅れたはずだ。

20代の若者が、博士だ、教授だと名乗り、野外で化学実験をするのに、本人も、見物する人々も違和感を持っていない。それどころか、この新しい遊びで、沢山の聴衆が腹を抱えて大笑いし、楽しんでいる。当時、このようなことが可能なのは、建国間もない米国だからこそでもあっただろう。したがって、エーテル麻酔は「米国の発見」といわれるが、まさに「米国」でなければできなかった発見だと思う。麻酔薬の歴史を語る時は、最初に、コルトやコルトンらの巡回公演に触れ、彼らの果たした役割を十分に説明し、それからウェルズ、ロングやモートンらにバトンタッチすべきであろう。

一方、コルトやコルトンたちは、彼らのかつての商売道具である笑気ガスやエーテルが、外科手術において、必要不可欠な薬品となったことを聞いて、どのような感想を持ったであろうか。笑気ガスやエーテルの吸入濃度が高濃度で、意識不明になった例を見たことを思い出し、残念がったのではないか。

ともあれ、興行師たちのお陰で、今日外科手術が大発展し、かつて患者を苦しめた手術による痛みから解放されたのは、人類にとって計り知れない福音であった。

産婦人科医シンプソン

エーテル麻酔が成功し、各国の外科医は早速この麻酔を取り入れ、その威力に感心した。しかし、欠陥もあった。臭気と麻酔開始後の興奮、麻酔後の持続的な嘔吐と気管支刺激などである。

英国エディンバラの産婦人科医ジェイムズ・シンプソン（１８１１〜７０）はエーテルを無痛分娩に使用したが、副作用に閉口した彼は、揮発性物質で、麻酔作用があるものを探し、自ら被験者となった。ヤンキーに負けられないという、旧宗主国の学者の意地もあったようだ。クロロホルムは、１８３１年、ドイツのユストゥス・フォン・リービッヒ（１８０３〜７３）、アメリカのサミュエル・ガスリー（１７８２〜１８４８）、フランスのウジェーヌ・スーベイラン（１７９７〜１８５８）により別々に合成された。そして１８３５年、フランスのジャン・デュマ（１８００〜８４）により、組成と名称が決定された。アルコールに次亜塩素酸を添加するか、あるいは、四塩化炭素を還元して合成する。

１８３１年にクロロホルムを作製したサミュエル・ガスリーにはエピソードがある。彼の幼い娘が、遊び半分で、新製品のクロロホルムを吸引して無意識状態になった。暫くして回復したが、ガスリーは、彼の合成した物質が麻酔薬になるとは全く考えなかったとある。可逆的に意識を喪失させる麻酔薬という薬物が存在するなど、全く想定されなかった時代のことである。

友人からガスリーの逸話を聞いたシンプソンは、早速クロロホルムを入手し、エーテルの手術が成功した翌年、その麻酔効果をジェーン・カルスティアの出産に際して立証した。つまり、無痛分娩が成功したのである。生まれた女の子にはアネステシア（英語で「麻酔」）とニックネームをつけた。気体ガスの吸入という点では二番煎じではあったが、今度は「英国の発見」となった。不快な臭いもせず、また麻酔の開始がエーテルに比べて速やかであったことなども、以後の利用度の高さに寄与した。

産婦人科医であるシンプソンは、早速分娩時の痛みの制御にもクロロホルムの使用を提唱した。しかし、痛みは神の教えとする教会側から、無痛分娩に対し、強い反対の声が上がった。シンプソンは、「神がアダムを眠らせ、その肋骨を1本採り、イヴを誕生させた」という聖書の言葉を使用して反論する。加えて、時の女王ヴィクトリアの出産の時（1853年と1857年）に、侍医ジョン・スノー（1813〜58）がクロロホルムによる無痛分娩を成功させた。この一事をもって、教会からの反対論は消失し、以後クロロホルムの全盛時代を迎えたのである。

やがて、クロロホルムの肝臓に対する副作用の発現が判明し、また新たにシクロプロパン、ハロセンが開発されたので、クロロホルムは外科の領域から消えた。実験動物で肝硬変を誘起できる物質である四塩化炭素とクロロホルムが近縁物質であることを考えると、連用などで肝障害が出る可能性は十分に考えられる。エーテル、笑気ガスを駆逐する勢いで広まったクロロホルムは、すっかり使用されなくなった。長い年月という篩（ふるい）にかけられた末に、笑気ガスのみはその強い鎮痛作用のために、今なお使用されている。

外科医ビルロート

ヨーロッパ医学の中心地ウィーンでは、外科医テオドール・ビルロート（1829～94）により、腹部外科を含めて各種の外科手術が実施されていた。彼は、当時ポピュラーになっていた麻酔薬クロロホルムを汎用していた。1881年、胃の幽門部に発生したがん腫（しゅ）を有する患者の場合、クロロホルム麻酔下で開腹後、胃の下半分を切除し、切り口を縫合し、一部は十二指腸と縫合した。現在、「ビルロートⅠ」として知られる術式である。さらに、胃から十二指腸にかけて発生したがん腫の場合、がん腫を切除後、残胃と空腸を縫合する方法を確立した。「ビルロートⅡ」と命名されている。

これらの内臓疾患に対する外科手術が可能になったのも、すべて消毒法と麻酔薬の発見によることはいうまでもない。現在、ウィーン医科大学の医学史博物館には、この患者の死後摘出された胃腸吻合のホルマリン標本が陳列してあり、筆者は白色化した標本を見学してきた。ビルロートの偉業を記念して、ウィーン医科大学構内に、ビルロート通りがあり、ビルロートの銅像が建っている。クロロホルムなしでは、この腹部手術は不可能であったことはいうまでもなかろう。

H・G・ウェルズ（1866〜1946）のSF小説『透明人間』の中で、化学者により透明化されたネコが、姿は見えないがしきりに鳴く。他人に気付かれるのを恐れて、その化学者はクロロホルムでネコを麻酔する。1897年の作品で、シンプソンが臨床で使用してから50年が過ぎており、その麻酔作用は一般の人にも広く知られていたようだ。

蘭医ポンペ

日本が最初に西洋医学を取り入れたのはオランダからであり、長崎の出島に医学伝習所があった。フィリップ・シーボルト（1796〜1866）が去って、28年後（1857年）、オランダ海軍の軍医ポンペ・ファン・メールデルフォルト（1829〜1908）が医学教育のために公式に招聘された。彼は、ユトレヒト大学医学部を卒業後、軍医となり、長崎の医学伝習所に5年間滞在した。医学教育に多大な努力を払い、多くの有意の人材に大きな薫陶を与えた。そのポンペが、日本に最初にクロロホルムを持ち込んだ人物である。1804年、華岡青洲による「通仙散」の考案に遅れることと約半世紀のことであった。

この間、日本の外科医はもっぱらこのくすりを使用して手術を行っていたが、各生薬の成分の濃度差などのため、一定の品質を有するくすりの作製は困難であり、調合には熟練を要した。「通仙散」は曼荼羅華（マンダラゲ）（チョウセンアサガオ）を主成分とする麻酔薬で、その生薬に含有されるヒヨスチアミン、アトロピン、スコポラミンなどの毒性は強く、用量次第では危険な薬物であった。その上、青洲は「通仙散」の成分の公表をしなかった。しかし、あまりにも画期的なことであったので、多くの外科医は、改良よりも、その忠実な模倣に全力を挙げた。したがって、青洲の考案した麻酔薬は、ポンペの来日まで唯一の麻酔薬として使用されたが、クロロホルムの導入とともに、その役目を終えた。青洲が亡くなった年に、クロロホルムの組成と名称が決められたのは奇縁かもしれない。

モートンによるエーテル麻酔の成功は、オランダを通して、日本の医学者も知ることになった。1860年（万延元年）、日米修好通商条約の批准書交換のために渡米した使節団一行のうち医師三人は、フィラデルフィアのジェファーソン医科大学で、モートンが麻酔を担当する膀胱結石手術を見学した。麻酔といえば、「通仙散」しか知らない日本の医師たちは、最近米国で発見されたエーテル麻酔に目を見張ったことであろう。帰国後、三人の医師がエーテルを日本に広めたかどうかは不明である。

日本では、エーテルよりも、クロロホルムが先に使用された。1861年、シーボルトの弟子伊東玄朴（1800〜71）はクロロホルムを使用して桜井由次郎の脱疽の右脚切断を実施したと記録にある。

筆者は、蘭学に関しては、杉田玄白の『蘭学事始』で得た程度の知識しかないが、ただ、蘭医ポンペに対しては特別な興味を持っていた。新聞のコラムにポンペの事績が紹介されていたが、ポンペに教えを受けた荒瀬幾造（1841〜84）という人物が、故郷の山口県三田尻（現防府市）に帰り、西洋流の医術を施した。その人は、よほどポンペの人柄に私淑していたのか、屋敷内の庭の片隅に小さな祠を造り、ポンペ神社として祀ったという。以後、その子孫はポンペ神社を大事に守っているとあった。コラムを書かれたのは、その医師の末裔に当たる人であるが、この話を帰国したポンペが耳にする機会があったら、どんなに喜んだことであろう。札幌に出かけると、かつて農学校の教頭であったクラーク博士の銅像がある。「Boys, be ambitious」はあまりにも有名な言葉として残されているが、長崎にもクラーク博士に匹敵する人がいたことを知って感動したものである。伊東玄朴の娘婿の伊藤玄伯もポンペの弟子の一人であり、ポンペの帰国とともにオランダにわたり、西洋医学を学んだ。

ちなみに、元幕臣ながら、黒田清隆のバックアップで明治政府の高官となった榎本武揚（１８３６〜１９０８）がいる。榎本は初代ロシアの特命全権公使としてロシアのサンクトペテルブルグに滞在していた。その時、オランダに帰国していた恩師ポンペを外交顧問に招待した。ポンペは依頼に応じて、１８７５〜７７年までの2年間をロシアで過ごしている。日本の西洋医学の導入には、このような人物の努力があったことを知れば、ポンペ神社の設立は宜なるかなと思う。

夢のごとく

司馬遼太郎の『オランダ紀行』を読んでいると、何と、オランダに帰国後のポンペについて触れてあった。ポンペは、帰国後、暫くハーグで開業していたようだが、医術は早々に切り上げて、赤十字委員などを務め、カキの養殖事業に精を出したが、失敗し、晩年は不遇のうちに没したとあった。事業では失敗したかもしれないが、かつての弟子である榎本武揚に招かれ、サンクトペテルブルグで過ごした2年の歳月は心安らかな日々であったと思う。

明治20年（１８８７年）、赤十字国際会議がドイツで開催された時、日本代表の通訳として参加していた森林太郎（森鷗外、当時25歳）が、オランダ代表であった老いたポンペと出会った。森は、日本の医学の恩人に謝意を述べた。それに対し、ポンペは、「私にとって、日本でのことはすべて夢だ」といった、と記されている。司馬は、「シーボルトも、ポンペも、日本にあっては医学の神のようだった」と続けているが、事実、前述したように、小さいながらもポンペ神社ができていた。

薬理学の教科書には、吸入麻酔薬の章では、笑気ガス、エーテル、クロロホルム、シクロプロパン、ハロセンについて簡単な説明があるが、新規で有用性が高い薬物の開発とともに、過去に押し流されつつある。日本でも、1980年代にセボフルランという優れた吸入麻酔薬が開発され、臨床で使用されている。また近年では、血中半減期が短いプロポフォールなどの静脈麻酔薬が、調節性に富む麻酔薬として汎用されている。笑気ガスもやがて夢となる日が来るかもしれない。

一粒の麦

本章は、英国のプリーストリーに始まり、米国のコルト、コルトン、ウェルズ、モートン、英国のシンプソンたちを経て、オランダのポンペで幕を閉じるが、麻酔薬の開発、伝播(でんぱ)に多大の貢献をした人々が、その偉大な功績にもかかわらず、生前相応に報われなかったのは、何とも残念な話である。一方、クロロホルムを使用して、著明な業績を挙げたビルロートは、晩年、「私の生涯は幸福であった。そして、最も幸福なのは、弟子たちが私の教えを守り、科学の面でも、人道の面でも、私の努力を継続し、大きな流れとなって絶えぬことである」といっている。ウェルズ、モートン、ジャクソンの最期を考えると、あまりにも対照的で言葉がない。十字架を背負うキリストのように、人類のために重たい十字架を背負って、「一粒の麦」となったのかもしれない。

ノーベル賞が50年早く創設されていたならば、ウェルズ、モートン、そしてシンプソンは、間違いなくノーベル賞を授与されたであろう。賞金は、エーテル麻酔に対して、合衆国政府が授与しようとした10万ドルを超えたと推定されるし、金銭に執着したモートンはさぞかし満足したに違いない。また、ビルロートの弟子の外科医エミール・コッヘル（1841〜1917）にノーベル賞が授与されている（1909年）ことを考えると、ビルロートも今少し長生きしていたら受賞の可能性はあったであろう。

この章を書き終えて思ったが、エーテル麻酔が成功し、ウォーレン教授がゆっくりと「この手術はペテンではありません」と断言した時、若き頃にペテン師として各地で追放されたモートンは、その言葉をどんな気持ちで聞いていたことだろう。階段教室を埋め尽くした見学者の前で、自分がペテン師ではないと公的に証明されたと思っただろうか。あるいは拍手喝采を受け、得意満面の顔の下は、この麻酔法の特許を取れば大儲けできるとほくそ笑むような、強欲なペテン師の顔がのぞいていたであろうか。「米国の発見」の主役であり、医学の歴史に燦然と残る業績をあげたモートン。彼は自分の本性のままに生き、途中で偉大な奇跡を行い、最後は彼本来の姿に戻ってこの世を去ったのではないかと想像すると、敬意と哀惜の念に駆られるのは筆者だけではないだろう。

◎参考文献

ハロルド・バーン『くすりと人間』(高木敬次郎、粕谷豊訳)岩波書店(1965)
宗田一『近代薬物発達史』薬事新報社(1974)
赤藤由美子他『世界の大発明・発見・探検　総解説』自由国民社(1981)
永田豊他『ノーベル賞に輝く人々』藤田企画出版(1983)
ジュリアス・コムロー『医学を変えた発見の物語』(諏訪邦夫訳)中外医学社(1984)
Carl J. Pfeiffer: *The Art and Practice of Western Medicine in the Early Nineteenth Century*, MacFarland & company, 1985
ハリー・スーチン『ファラデーの生涯』(小出昭一郎、田村保子訳)東京図書(1985)
井上清恒『医人の探索』内田老鶴圃(1991)
アイザック・アシモフ『アシモフの化学者伝』(木村繁訳)小学館(1995)
シャーウィン・B・ヌーランド『医学をきずいた人びと(下)』(曽田能宗訳)河出書房新社(1995)

加島祥造『ハートで読む英語の名言（上）』平凡社（1996）
クリストファー・シルヴェスター編『インタヴューズII』（新庄哲夫他訳）文藝春秋（1998）
マイヤー・フリードマン、ジェラルド・フリードランド『医学の10大発見』（鈴木邑訳）ニュートンプレス（2000）
田中千賀子、加藤隆一編『NEW薬理学 改訂第4版』南江堂（2002）
ジュリー・M・フェンスター『エーテル・デイ　麻酔法発明の日』（安原和見訳）文春文庫（2002）
レスリー・アイヴァーセン『薬』（廣中直行訳）岩波書店（2003）
梶田昭『医学の歴史』講談社学術文庫（2003）
司馬遼太郎『オランダ紀行』朝日文庫（2009）
マイケル・ファラデー『ろうそく物語』（白井俊明訳）法政大学出版局（2005）
チャールズ・ディケンズ『アメリカ紀行（上・下）』（伊藤弘之、下笠徳次、隈元貞広訳）岩波文庫（2005）
松木明知『麻酔科学の源流』真興交易医書出版部（2006）

第3章　局所麻酔薬の発見

最古の歯痛止め

古代バビロニア（BC1900〜1600年頃）時代、砂糖などの甘いものがない時代ではあったろうが、虫歯の存在は確認されている。その痛みの除去に、工夫が凝らされていたことは想像に難くない。

当時、病気は悪魔のせいであると考えられていた。しかし、虫歯とその痛みに関しては、悪魔というよりも、目に見える局所疾患として、薬草の詰め物で痛みを抑えている。虫歯で穴が開いた部分に、ヒヨスと乳香樹脂の合剤が詰められたと記録にある。ヒヨスの悪臭を乳香で抑えて、口腔（こうくう）内に入れたのではなかろうか。おそらく、これが最古の局所麻酔薬であろう。ヒヨスには、アトロピン、スコポラミン、ヒヨスチアミンなどのアルカロイドが含まれている。ハロルド・バーンは著書『くすりと人間』の中で、1948年、アトロピンにはプロカインの約2分の1の局所麻酔効果があることを報告している。しかし、この歯痛止めに薬草ヒヨスを使用するという方法は、局所麻酔薬としての開発には繋(つな)がらなかった。

ラピス・メンフィチス

エジプト時代には、クロコダイルの皮と「メンフィスの石」が局所麻酔薬として使用されたと記録にある。ワニ皮で局所麻酔とは、これは一種の迷信であろうか。ローマ時代の博物学者大プリニウス（AD23〜79）は、著作『博物誌』の中で、古代ギリシャ、ローマ時代には、「ラピス・メンフィチス」が使用され、成分は大理石の粉末と酸っぱいワインを混ぜた薬物であったと述べている。したがって、この「メンフィスの石」の石とは、大理石と考えられる。メンフィスという、かつてのエジプトの古代王朝の首都名が入っているので、エジプト時代からの伝承的薬物であったと推定できる。大プリニウスは、「よきものは、常にアフリカから来る」という有名な言葉を残しているが、彼もこの「ラピス・メンフィチス」を口に含んだ経験があるのではないだろうか。なお、大プリニウスは、博物学者であるとともに、ローマの地中海艦隊の司令官で、79年のポンペイを壊滅させたベスビオ火山の大噴火を見物中に、災害に巻き込まれて死亡している。

大理石の主成分は炭酸カルシウムであり、それに酢が入れば、炭酸ガスが発生する。炭酸ガスには局所麻酔作用があるので、酸っぱいワインとの併用効果により歯痛が抑制されたとも考えられる。ヒヨスが使われた古代バビロニアの時代から、約4000年の歳月が流れているが、この間人類は歯痛を含めて、多くの局所的痛みに対しては、これといった薬物治療法は持っていなかった。エーテルのない時代の外科手術は、「残酷外科」と呼ばれたようだが、間断なく続く歯の痛みを考えただけでぞっとする。子どもの頃、虫歯に罹って、歯科医院の診察用の椅子に座って、大泣きしたことを母に聞いた。少し記憶が曖昧であるが、抜歯されたと思う。

西部劇に登場するカウボーイも、いざ歯痛となると、拳銃の弾を歯で嚙みしめて、痛みを忘れたという。チャールズ・チャップリン（1889〜1977）の無声映画でも、ある虫歯の患者が、抜歯の痛みを恐れて、ドタバタ逃げ回る姿が滑稽であった。虫歯は痛く、抜歯はさらに痛いが、安易で、確実な痛み止めの手段がなかったことを、映像は如実に伝えていた。

眼病の治療も、相当な痛みを伴っていたはずだ。中世時代、イタリアのサレルノの近郊では、そこひ（緑内障、白内障など）の治療を専門に行う家族が多数いて、各村々を回り、生計を立てていたようだ。おそらく、何らかの工夫をして、痛みを最小限に抑えて、眼圧を下げるか、角膜から混濁部分を除去していたと思われる。手術道具の絵が残されているが、これらの道具を使用して、無痛下での治療とは到底思われない。医学史を辿ると、我々人類は、汚物薬を使用する施術者、穿頭術など高度な手術を行う外科医、ヒポクラテス、ガレノス、アヴィセンナ、ヴェサリウス、パラケルスス、パレなどの名医を輩出しながら、歯痛や白内障の治療時における痛みを抑える適切な処置法を考案できないまま、19世紀の後半まで来た。

しかし、一人の眼科の若い医師が、長年人類を苦しめた「局所的な痛み」という悪魔の完全封印に成功した。我々は、より確実な「ラピス・メンフィチス」を手にし、不要な辛抱から解放されたのである。

辛抱せよ、幸せな日のために自重するのだ。

——ウェルギリウス「アエネイス」（柳沼重剛編『ギリシア・ローマ名言集』）

歯痛にアトロピン？

1805年、ドイツの薬剤師助手フリードリヒ・ゼルチュルナー（1783～1841）が一連の研究により阿片（あへん）からモルヒネの単離に成功して以来、薬草から主成分が次々に単離された。キナの皮よりキニーネ、ベラドンナからアトロピン、コカの葉からコカイン*などである。阿片からモルヒネやコデインが単離されるや、当然ながら阿片の適応症候に単離物が使用された。現在、医療の現場では、経口製剤はがん患者の痛み止めに使用されている。近年では、帯状疱疹（ほうしん）、慢性膵炎（すいえん）などに起因するがん以外の激痛の抑制にも使用され始めている。

1868年、ウイリアム・グリーンは、モルヒネの皮下投与は全身麻酔に際しての前麻酔として有用であることを実証した。その際、モルヒネの局所麻酔作用が期待されたが、効果は認められなかった。ヒヨスからもアトロピンが単離されたが、アトロピンを乳香樹脂に混合し、虫歯の穴に詰めることはなかった。バビロニアの粘土板に記載されてはいるが、以後の文明社会では、効果の弱さから無視された結果であろう。

眼科医カール・コラー

以前、ウィーンに出かけた時、ウィーン医科大学の医学史博物館に寄った。医学の発展に貢献したウィーン学派ともいうべき、著名な学者の写真、業績が展示してあった。その時は、ある学者の写真を探していた。展示してある沢山の写真を丁寧に見て回ったところ、階段の横の壁にやっと目的の学者の写真を見つけたので撮影した。カール・コラー（1857〜1944）の半身像であった。

コラーの経歴であるが、ウィーン大学医学部を卒業後、ウィーン総合病院のインターンになった。学位論文をまとめるため、ジークムント・フロイト（1856〜1939）の下で生理学の勉強をした。フロイトは、後年精神分析の大家として名を残したが、若い頃は生理学・薬理学を専攻した。特に、コカインの中枢興奮作用を研究していた。フロイトは1884年には、「コカインについて（Über Coca）」という論文を発表している。残念ながら、この論文の発表された2年後には、コカインによる重篤な副作用が出たので、ウィーン医学界から非難された。

舌の痺れ

単離されたコカインは、研究者の間では、臨床応用の可能性は不明であるが、貴重な物質として使用された。だが、一般の人々の間では、一種の娯楽として使用されていた。コカイン愛好家は、溶液を注射するか、粉末を鼻粘膜から吸い込み、興奮状態に耽っていた。コカインが、唇や舌の痺れを引き起こすことは世間周知であった。

しかし、その痺れ、つまり感覚の喪失を医療に応用しようとは誰も考えつかなかった。まして、舌からわずか10センチメートルも離れていない目も痺れさせるという可能性には思い至らなかったのである。コカインは、舌を痺れさせるとだけ理解されていた。そもそも、世間の人々のコカインへの関心は、中枢性の興奮、陶酔などにあり、

＊コカイン（cocaine）はコカの葉に含まれているアルカロイド。中枢神経系に対してアドレナリン類似の刺激効果があり、瞳孔拡大、脈拍促進、腱反射亢進、疲労感、不眠、幻覚などが出現する。局所麻酔薬として、塩酸塩の5～10％液を粘膜に0・5～4％液を点眼する。（『南山堂医学大辞典　第19版』）

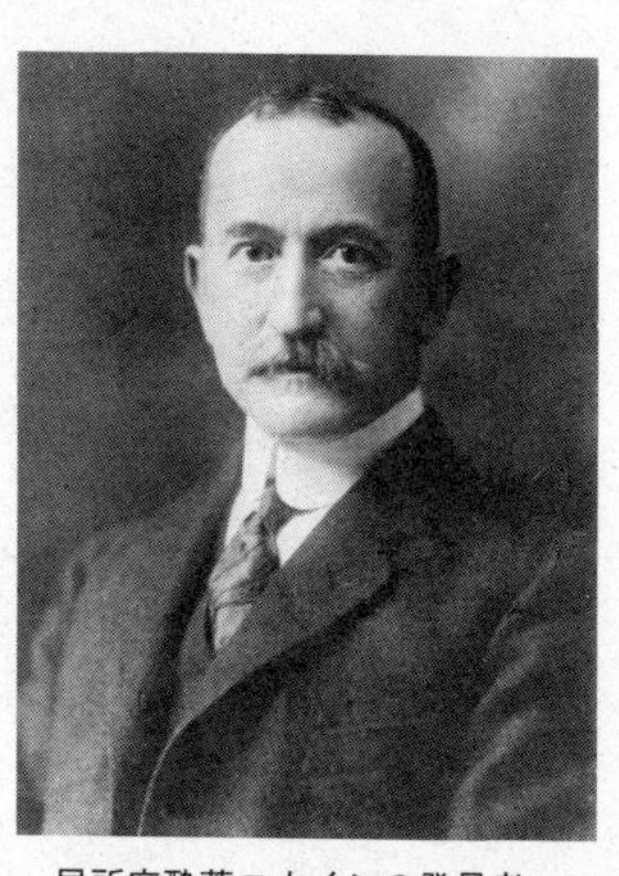

局所麻酔薬コカインの発見者
カール・コラー

舌の痺れなどほとんど注目を浴びなかった。

1884年、フロイトが、婚約者マルタ・ベルナイスと会うために、暫く休暇を取り、研究室を離れていた時のことである。コラーは、コカインを舌の上に載せた時、痺れを感じ、彼の舌は無感覚になったことに気が付いた。初体験ではなかったと思う。しかし、今回は突如として、彼は閃いた。このコカインによる舌の無感覚は、目に応用できるのではないかと思った。ここ数年、探していたものが舌の上にあった。彼は、自らのアイデアに対し、「やった！」と会心の笑みを浮かべたに違いない。フロイトのことなど、脳裏を掠めもしなかったのではないか。彼は、直ちに実験病理学の研究室へ出かけた。

コラーは、実験が好きであったのか、大学の実験病理部門に出入りし、当時著名な学者であったソロモン・ストライカー（1834〜98）の下で、種々の動物を使って実験を行っていた。もっとも、彼は眼科の医師でもあったため、専門分野での問題点にも十分な注意を払っていた。白内障、緑内障の治療時には、角膜、結膜を含めて、目の表層部分を触るので、患者が悲鳴を上げるくらい痛がることを日常の経験で知っており、この激痛を制御できる方法が開発されればよいと考えていた。もちろん、手術に際して全身麻酔薬の使用も可能であったが、麻酔後の嘔吐（おうと）、吐き気、身体の動揺などで、手術した目に悪影響を与える場合があった。したがって、手術時における全身麻酔は極力避けていた。また、当時は麻酔の専門医もいなかった。そこで、コラーも何とか局所的に作用を発揮するくすりがないかと探していたのである。

グラスゴーのベンジャミン・リチャードソン（1828～96）は、エーテルを皮膚に吹き付けると、急速に揮発し、局所的に皮膚が麻酔されることを報告した。これはエーテルスプレーとして暫く使用されたようで、皮膚の腫瘍（しゅよう）などを除去する時に使用された。試行錯誤の中で、コラーは全身麻酔薬として効果が発見された抱水（ほうすい）クロラール、臭化物、モルヒネなどを点眼して、痛みの抑制の有無を調べたが、いずれも無効であった。これらの試みはすべて失敗したが、いつか効力を発揮する薬物の発見に繫がると漠然と考えていた、と後年コラーは回想している。

コカインの局所麻酔効果

コラーは、研究室に戻ると、助手のゲルトネル博士に手伝ってもらい、まずカエルの目にコカイン溶液を点眼し、ピンで角膜をつつき、反応の有無を確認した。この時の彼の心臓は、どの程度拍動していたのだろうか。おそらく、点眼する手は震えていたのではないか。点眼した後は、瞳孔が拡大したカエルを凝視するのが精一杯であったに違いない。

次は、モルモットにコカイン溶液を点眼し、ピンで角膜を刺激したが、カエルと同じく、モルモットは瞬き(まばた)きもしなかった。今度は、自らの目にコカインを点眼し、助手にピンで触ってもらったが、痛みは全くなかった。逆に、助手に点眼し、角膜をついたが、彼も痛いとはいわなかった。コラーも助手も、あまりにも明白な効果の発現に、呆然(ぼうぜん)となったであろう。ついに、局部の痛みを止めるくすり、「局所麻酔薬」を発見したのだ。

中世のイタリアでは、女性はベラドンナを点眼して、瞳孔を拡大させて、魅力的な目にしている。瞳孔を拡大するので、コカインを点眼された生物も、また助手も、瞳孔が拡大し、その目でコラーをじっと見つめていたであろう。くすりで目の機能を変化させることは周知の事実であったが、目を麻酔するくすりに思いが至ることはなかったし、また考えたにしても、発見には至らなかった。なお、コカインの局所麻酔作用は、ピンのような機械的刺激だけでなく、化学的刺激、熱刺激、電気刺激に対しても、効果を示した。

フロイトの嘆き

婚約者との逢瀬（おうせ）から研究室に戻って来たフロイトは、コラーがコカインの局所麻酔作用を発見したことを知って驚いた。フロイトは、コカインが今後、眼科はもちろん、歯科、あるいは他の科において広範囲に使用されることを直ちに予見した。世紀の大発見であり、フロイトは「しまった！」と思ったであろう。

フロイトも局所麻酔作用には興味を持っていたことから、コラーの単独発見には怒ったようで、コラーとの間で発見の優先権が問題となった。一悶着（ひともんちゃく）あったが、最終的には、フロイトの父親が緑内障の手術を受ける時、コラーが麻酔を担当することで和解に至り、局所麻酔薬の発見者はコラーとなった。

フロイトは、これを機会にコカインの世界から離れ、友人ヨセフ・ブロイエル（1842〜1925）の示唆もあって、ウィーンで開業する。精神分析の世界に入り、後に、無意識の発見などで、天才として歴史に名を残した。

エーテル麻酔の発見でのモートンやジャクソンのような争いはなく、穏やかに解決したことは、医学、薬学を学ぶ者にとっては、心温まる話である。特に、一歩遅れたフロイトが、道を変えて大成したことは「禍福は糾（あざな）える縄の如し」（『史記』）の西洋版であった。

学会での発表

このコカインの局所麻酔作用は、1884年9月15日、ハイデルベルクで開催された眼科学会で発表されたが、当時コラーはウィーンから会場までの旅費の工面ができず、トリエステのヨーゼフ・ブレッタウァーが代読した。

コラーの指示であると思うが、ブレッタウァーは講演会場にハイデルベルク病院の患者を招き、聴衆の見ている前で、患者の目にコカイン溶液を滴下し、その麻酔効果を証明した。米国でエーテル麻酔が聴衆の面前で実施されたことを真似たのかもしれない。発表後、会場にいる会員が総立ちになり、賛辞の拍手が鳴り響いたであろう。コラーの発見した麻酔方法は、現在「表面麻酔」として分類され、目、耳、鼻、咽喉、気管支、食道などの麻酔に使用されている。

その後、コカインの投与経路を変えることにより、種々の組織の麻酔が可能であることが判明した。

いろいろな麻酔の方法

まず、表面麻酔であるが、コラーはコカインの局所麻酔作用の応用を、共同研究者である耳鼻科医シュレッターに勧め、助手のジュリネックが実施した。おそらく、鼻粘膜などの表面麻酔であったと考えられる。

次に、1853年、アレキサンダー・ウッド（1817〜84）は、注射針と注射筒を考案し、それは臨床に応用されていた。この注射器の発明がなかったならば、コカインの幅広い応用はなかったと思われるし、粘膜部での表面麻酔に限定されていたはずだ。しかし、この注射器の発明のお陰で、コカインは後述する部位に注入され、一気に価値を高めた。

コラーの報告の翌年、つまり1885年、ニューヨークの外科医ウィリアム・ハルステッド（1852〜1922）は、手術部周辺を支配する重要な神経幹を、コカインの注入により麻酔できることを報告した。現在では、伝達麻酔として知られているが、発表当時はあまり関心を集めなかった。彼は、自らの身体にコカインを注入し、効果を観察しているうちに、コカイン依存症に陥り、生涯苦しむことになる。

1898年、この伝達麻酔は、ハルステッドの高弟であった脳外科医ハーヴェイ・クッシング（1869〜1939）が手術に際して採用した。

その後、ウィーン大学の外科医ビルロートの第一助手のアントン・ヴェルフラーが、コカインの皮下注射を実施したが、吸収されたコカインにより中枢性の副作用が発現したことから、暫くして中止された。外科医ハルステッドは、ウィーンに出かけ、ビルロートの講義を聴き、手術を見学し、またヴェルフラーとも親しくなっていた。このため、ウィーンにおける発見をいち早く知り、自分なりに発展させたと推定できる。

１８９２年、カール・シュライヒはコカインを皮内に投与すると、局所麻酔作用が発現することを最初に報告した。現在、「浸潤麻酔」と呼ばれている。後に、ハルステッドは、コカインの皮内投与の効果は数分で消失するため、手術はコカイン投与後、迅速に行う必要性があることを強調した。

コラーの学会発表の翌年、１８８５年、ジェームズ・コーニング（１８５５～１９２３）がコカインをイヌの腰部脊髄（せきずい）に注入すると、後肢の麻痺（まひ）が起きることを報告し、また１８９９年、ドイツのアウグスト・ビール（１８６１～１９４９）は、自らのくも膜下腔にコカインを注入し、脊髄麻酔を確立した。この実験は、一歩間違うと、彼は半身不随になった可能性があったので、周囲はその剛胆さに驚いた。

コラーの発見からわずか15、16年以内に、種々の経路でコカインを投与することにより、目的とする部位の局所麻酔ができることが判明した。未開の分野に一つの指針ができると、物事は一挙に進むということを示している。

コナン・ドイル（１８５９～１９３０）は、医師の経験を有する英国のミステリー作家であるが、１８９０年に発行された作品『４つの署名』に、コカイン依存症になっているシャーロック・ホームズのことを書いている。ハルステッドにより伝達麻酔が発見されてから5年後である。ホームズは、数ヵ月の間、１日3回、7％コカインを筋肉内に注射している。コカインの血管収縮作用を考えると、この投与方法では、筋肉がとっくの昔に、壊死を起こして、殺人事件の推理どころではないはずだ。完全なコカイン依存症で、中枢への毒性が発現していると推理できるが……。ロバート・スティーヴンソンは『ジキル博士とハイド氏』を3日間で書き上げたというが、コカインを服用していたと伝えられている。

それからのカール・コラー

さて、まさにセレンディピティで大発見をしたカール・コラーであるが、ウィーンの大病院の医師にはなれたのであろうか。

本来ならば、この業績を評価されて助手に採用されたと思うが、残念ながら、コラーはユダヤ人であった。ヒトラーが台頭する前であったが、当時のウィーンの社会では、ユダヤ人はあくまで「よそ者」であった。たとえ数千年にわたる抜歯の痛みを取り去ったといっても、西洋社会では、ユダヤ人はユダヤ人としてしか評価されなかった。あのフロイトもユダヤ人であったが、その世界的業績により、ナチス政権下においても、危害を加えられることはなかった。しかし、ホロコーストが激しさを増してくると、師の命を案じた弟子たちが、フロイトと娘を英国に連れ出した。米国に亡命したアインシュタインもまた、然りである。

コラーも、ウィーンを去り難かったことであろうが、発見から4年後に新世界に旅立った。エリス島経由で米国に移住したコラーは、ニューヨークで1941年まで眼科を開業し、大成功を収めたという。神経伝達物質を発見したオットー・レーヴィ（1873〜1961）も1940年に米国に移住しているので、コラーは、何かの機会に、レーヴィと出会うことがあったのではなかろうか。コカインという共通の話題を持っていた二人である。新世界で談笑する二人の写真があれば、歴史的な写真となるであろう。

合成局所麻酔薬の登場

コカインの構造式から、1905年にアルフレッド・アインホーンによる局所麻酔薬プロカインの合成、さらに化学的に、より安定性の高いプロカインアミド、リドカイン、メピバカイン、ジブカインが開発された。これらの局所麻酔薬の登場とともに、コカインの役目は終わった。吸入麻酔薬のクロロホルムやハロセンが、その使命を終えたのと同じような運命を辿（たど）った。

以上の経緯で、我々の手には種々の局所麻酔薬があり、作用機序が解明され、臨床の場で頻繁に使用されている。検査方法が進歩して、胃腸管、気管支などを内視鏡で検査する時、局所麻酔薬のお陰で、スムーズに検査ができる。内視鏡検査の必要な世

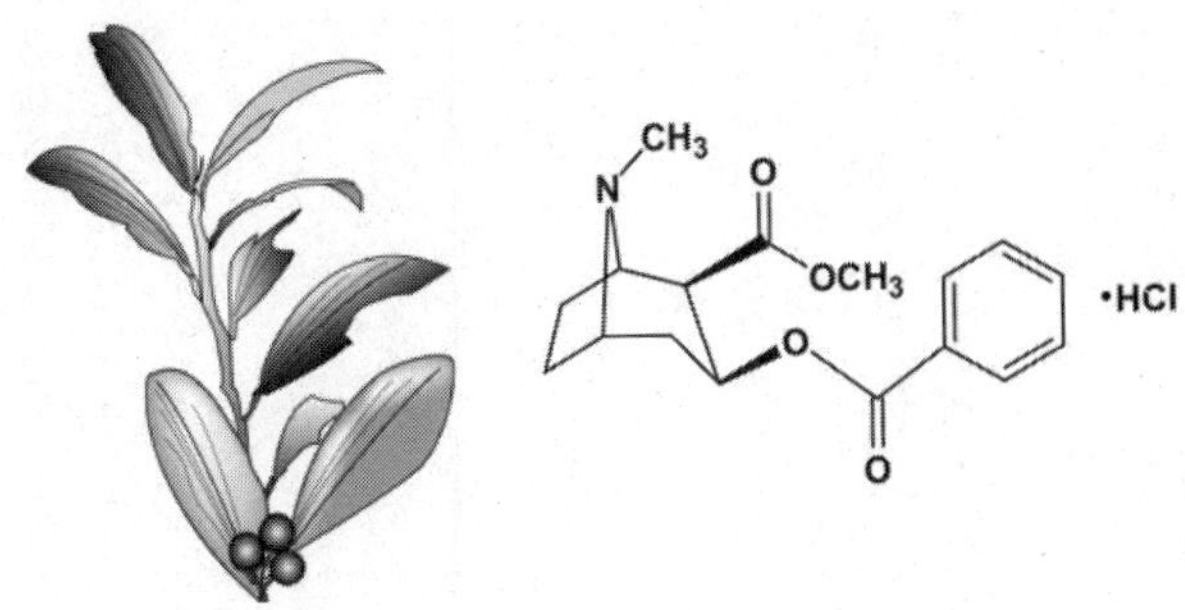

コカの木と塩酸コカインの構造式

代には、「コラーの閃き」に感謝せざるを得ない。

コカイン小史

コカインは、南米産の耐寒性の低木、エリスロキシロン・コカの木の葉から単離された一種のアルカロイドである。南米といっても、主としてボリヴィア、ペルー、コロンビアにまたがるアンデス山脈の東部山腹部湿地帯である。記録では、最初コカの葉はインカ帝国の王族の娯楽として使用されていたが、スペインからの侵略者（コンキスタドール）が来る前には、その風習は一般の人々にも開放されていた。土地の人々は、コカの葉を嚙むと、疲労回復、食欲減退、口内の痺れなどが出ることを長年知っていた。侵略者は、そのコカの葉の効用を利用して、土地の人々を銀山などでの苛酷な労働に従事させた。

このコカの木は、1942年にコロンブスが新大陸を発見した後、10年もすると、西洋社会に持ち込まれた。彼らが持ち帰った恐るべき梅毒(ばいどく)の治療薬としてであった。1855年、ドイツのフリードリヒ・ゲードケ(1828〜90)が、不純ではあるが、有効成分を抽出し、エリスロキシリンと命名した。

次に、大量のコカの葉が、ドイツの化学者フリードリヒ・ヴェーラー(1800〜82)の手に渡り、その弟子のアルベルト・ニーマンが、1860年に純粋なコカイン(メチルベンゾイルエクゴニン)を単離した。1902年には、ドイツのリヒァルト・ウィルステッター(1872〜1942)が構造を決定し、合成に成功する。このウィルステッターは、後に葉緑素(クロロフィル)を精製し、その構造式も決定した。1915年、ノーベル化学賞を受賞したが、ユダヤ人であるために、1939年にスイスに亡命した。ニーマンが単離後24年間、臨床における適切な使用方法は不明であり、笑気ガスやエーテルと同じく、コカインもまたもっぱらパーティなどで娯楽本位に使用されていた。しかし、前述したように1884年のコラーにより局所麻酔薬としての作用が判明し、医療の現場で活用されるようになったのである。

◎参考文献

清原迪夫『痛みと人間』ＮＨＫブックス（１９７６）
宗田一『近代薬物発達史』薬事新報社（１９７４）
ジュリアス・コムロー『医学を変えた発見の物語』（諏訪邦夫訳）中外医学社（１９８４）
ノーマン・テイラー『世界を変えた薬用植物』（難波恒雄、難波洋子訳注）創元社（１９７２）
ジャック・クストー、モーズ・リチャーズ『偽りの楽園』（開高健監修、柴田都志子訳）光文社（１９８７）
石田行雄『不老不死と薬』築地書館（１９９２）
ピエール・ババン『フロイト』（小此木啓吾監修、小林修訳）創元社（１９９２）
ジョン・マン『殺人・呪術・医薬』（山崎幹夫訳）東京化学同人（１９９５）

第4章　ある抗パーキンソン病治療薬の発見

小指のメッセージ

「目が覚めるとぼくの左手にメッセージがあった。それは、ぼくを震え上がらせた。そのメッセージはファックスでも電報でもメモでもなかった。心を乱すニュースは、そういう形で伝えられたのではない。実際、ぼくの左手には何もなかった。震えそのものが、メッセージだったのだ」。これはベストセラーになったマイケル・J・フォックス著『ラッキーマン』の冒頭の言葉だ。

フォックスは、1961年にカナダ・エドモントンで生まれ、18歳でハリウッドに来て、『バック・トゥ・ザ・フューチャー』で人気スターの座に就いた。左手の小指のメッセージが彼に届いたのは、まだ29歳の時であり、米国では10万人に1人の割合といわれる若年性「パーキンソン病*」に罹(かか)ったのだった。専門の神経内科の医師に、「あと、10年は仕事ができます」と宣告され、以後、彼の精神的、そして身体的葛藤(かっとう)をありのままに書いて出版している。家族にそのような神経疾患を有する者はなく、原因不明であった。ただ、酒類が非常に好きなようで、小指が震えながらも、ウォッカ、テキーラを浴びるほど飲んでいた。しかし、彼は自らの俳優生命が絶たれるのを恐れて、7年間も病を世間には隠し続けた。

マイケルの「ジキルとハイド」

医師に処方された薬物、L-ドパ、デプレニルなどを適切に飲み、人前では病状が出ないように努力した。パーキンソン病の薬物治療で、よく発現する「オン-オフ現象」にも悩んだ。フォックスにとって、「オン-オフ現象」は「ジキルとハイド」のような状態となった、と彼自身が述べている。

くすりが効いて「オン」の状態では、比較的自由で、動きも滑らかであるが、くすりが切れて「オフ」の状態では、周りの人は病名までは分からなくとも、彼が深刻な

*パーキンソン病は、老年期の代表的な運動障害として知られる病気で、白人では400〜600人に1人、日本人では1500〜2000人に1人の割合で発症し、無動 akinesia、固縮 rigidity、静止時振戦 tremor などの症状を呈する。パーキンソン病は、運動を制御している錐体外路系の基底核群の疾患で、黒質線条体路のドパミン神経が侵されて生じる。黒質緻密部のドパミン神経の80%以上が変性すると発症する。（柳澤輝行編『新薬理学入門』南山堂）

問題を抱えていることに気が付く。その時は、病気が完全に彼の肉体を支配してしまう。彼の身体は、完全に乗っ取られてしまう。最悪の時は、症状のオンパレードで、身体のこわばり、足を引きずって歩く、震え、バランス感覚の欠如、会話が困難になり、もう隠しようがなくなる。彼が自らの症状を「ジキルとハイド」と喩えているのは見事な表現であるが、突然「オフ」すなわちハイドになって、身体が固縮し、仮面様顔貌になり、足を引きずりながら歩く姿を見せるのはさぞかし辛く、不本意なことであっただろう。もっとも、スティーブンソンのジキル博士は、くすりを飲まなくても、にわかに「オフ」になり、人々が憩う公園の中でハイドに変身し、慌てて馬車に乗って遁走するのだが……。

告白

楽聖ベートーヴェンは、28歳の頃から聴覚が衰え始め、彼は自分でもそれを信じたくなかったし、また人に知られることを極度に恐れた。しかし、ベートーヴェンは、その弱点を克服して名曲を書き続けた。

フォックスが彼の症状を人に知られたくなかったのも、同じような心境からであったろう。もっとも、フォックスは既婚で、愛妻家であったので、隠したのは人気俳優という生活上の問題からと考えられる。

さんざん苦しんだ後、フォックスはマスコミに、自分はパーキンソン病に罹っていると告白した。世間の反応は、彼が恐れていたのとは違って、彼の告白を温かく受け入れ、逆に応援するようになった。彼の著作の印税も、全部財団に寄付することになった。パーキンソン病もかなり進行し、腕の震えがかなり強くなった時であろう、冗談めかして、「左手の震えがすごい時はマルガリータ・カクテルを5秒でシェークできるくらいさ」といっている。しかし、病気になった30年後の今も、フォックスは健在で、この病気の研究を支援し続けている。

パーキンソン病

この疾患は、1817年、英国の内科、外科医であるジェームズ・パーキンソン（1755〜1824）が6例の患者での症例を報告したことから一般に知られるようになった。後年、フランスのジャン＝マルタン・シャルコー（1825〜93）が、特異的に分類される疾患として、パーキンソン病と命名した。以後、2世紀近い歳月が流れているが、その疾患の成因の一部が解明され、また種々の薬物が開発され続けている。しかし残念ながら、いまだに成因の多くは不明であり、進行性の脳細胞の脱落壊死（えし）であり、完治させる治療薬はない。

パーキンソン病の専門書を読むと、ある薬物中毒に罹った23歳の青年の話が出てくる。フォックスより7歳も年下であり、一般にはパーキンソン病に罹る年齢ではない。

改めて、この記事の基となった症例報告および解説書を読んでみたい。


【症例報告1】（デイヴィスら、1979年）

1976年、米国メリーランド州ベセスダにある国立精神衛生研究所に、23歳の大学院生（バリー・S）が3ヵ月にわたるパーキンソン病症状を主訴として来院した。

彼は、入院前の9年間、種々の薬物を乱用していた。つまり、中学生と思われる14歳から薬物依存の世界に入り、この間ほとんど薬物を切らしていない。服用した薬物は、マリファナ、アンフェタミン、バルビタール類、静穏・睡眠薬などであったが、最終的には、阿片誘導体（メペリジンおよびコディン）を乱用した。この青年は、動機は不明であるが、大学では化学を専攻した。自宅の地下室で阿片誘導体を合成しようと思ったが、失敗に終わった。麻薬性鎮痛薬メペリジン（ペチジン）も飲んでおり、阿片様の感覚を得たのか、1976年の夏、メペリジン麻薬性誘導体、4－プロピルオキシ－4－フェニル－N－メチルピペリジン（PPMP）の合成に成功した。

この合成物を摂取すると、阿片様薬物の摂取で見られる高揚が発現し、その他はメペリジンと同じ感じであったという。この自家製の薬物を青年は数ヵ月にわたり静脈内、筋肉内に投与し、その効果を楽しんだ。しかし、薬物が切れたので再合成したが、今回は合成経路を短縮して、加熱の調節もせず、薬物を合成した。1976年11月、彼は新規に合成した薬物を数日間摂取した結果、口がきけなくなり、重症な固縮、無力感、振戦、無表情な顔、感覚麻痺が発生した。病院での検査の結果、緊張型総合失調症と診断された。ハロペリドール治療は無効であったが、電気ショック療法では運動の遅延を抑制した。

神経内科医の示唆でレボドパ、カルビドパ、ベンズトロピン、そしてジアゼパムの投与により、症状は劇的に改善した。1977年2月、再度検査のために入院した。CT検査も正常であった。以上の薬物を中止した結果、緩和な振戦が3日間以上持続した。レボドパ、カルビドパなどの薬物治療は、直ちにこれらの症状を改善した。ブロモクリプチンも同程度の効果があり、また持続性があったので、投与を続けた。ブロモクリプチンで治療後、患者は再入院してきたが、以前に比較して緩和であった。症状は、一応治まり、退院したが、薬物乱用の習性から抜けきれず、コカイン、コデイン、ジヒドロモルヒネ、Lードパを服用し続けた。

1978年9月、木の下で死亡している彼の姿が発見され、変死と解釈され、剖検された。その結果、0・23ミリグラム／リットルのコカインおよび0・05ミリグラム／リットル未満のコデインが血中から検出された。脳の病理検査では、黒質部が明らかに変性を来していた。

PPMP合成の副産物

化学を専攻したこの院生が合成しようとした薬物は、麻薬性鎮痛薬のメペリジンよりも強い作用を有するPPMPであり、原料は簡単に入手できるL－メチル－4－ピペリジン（MP）であった。彼の実験を再現すると、生成物には、比較的純度の高い4－ヒドロキシ－4－フェニル－N－メチルピペリジン（HPMP）が含まれていた。後刻、彼の実験室を調査した結果、彼が使用したガラス器具からその物質が検出された。以上より、この院生は薬の服用を急ぐあまり、十分な手順を踏まず、不純物が混入した薬物を自ら注射したと考えられる。ジキル博士は不純物でハイド氏に変身したが、院生は不純物のためにパーキンソン病となった。ともあれ、彼の合成した薬物には、PPMPとHPMPとデヒドロ－4－フェニル－N－メチルピペリジン（DPMP）が含有されていたと解釈できる。

現在、脳内でHPMPからモノアミンオキシダーゼ（MAO）－Bで代謝された1－メチル－4－フェニルピリジニウムイオン（MPP＋）が黒質部の細胞を破壊することが示唆されている。これまでにも、ドパミン受容体を阻止する薬物（ブチロフェノン、フェノチアジン類）はパーキンソン病様の症状を発現することが知られているが、休薬により症状は消失する。しかし、この症例のように、その作用が長期間持続するような薬物は知られていなかったので、パーキンソン病の成因の一部には薬物の関与が示唆された。この青年の死を通じて、世界中の学者がこの難病の成因を見直し、治療薬の研究開発は急速に進んでいる。

化学の基本

化学の基本的な知識の中でも、大事なものは、合成された物質の純度であろう。この純度の測定なくしては、有機系でも生物系でも、実験は先に進めないのは当然である。ベセスダの院生が、自分が合成したものが目的のPPMPか否かは、融点を測定すればすぐ分かるし、融点が低下すれば、その程度によりどのくらい不純物が含まれているかも見当が付いたはずである。化学を専攻する院生が肝心な融点を測定しなかったのは、何とも残念である。

【症例報告2】（ラングストンら、1983年、1985年）

前述した青年の場合は自家製造であったが、北部カリフォルニアにある麻薬業者は、メペリジン誘導体であるMPPと副産物であるMTPTの混合物を、新しいタイプの合成ヘロインとして販売したようだ。その結果、4人の購入者（男性3人、女性1人）にパーキンソン病様症状が発症した。彼らは、もともとヘロイン依存症（3ヵ月

〜14年）であった。2人は合成ヘロイン5〜20グラムを注射し、1週間以内にパーキンソン病様症状を呈したが、Lードパ、カルビドパで回復した。ブロモクリプチンでも改善は認められた。この合成ヘロインは隣人から供与されたとあるが、この製造者は高純度のMPPPを「グッドヘロイン」として合成しようとしたようだ。合成ヘロインは、効果がすぐ発現するので、依存者には好評のようだったとか。

ヨゼフ・クノール

アンネ・フランク（1929〜45）の日記はあまりにも有名であるが、簡単に紹介する。アンネは、ドイツのフランクフルト・アム・マインの裕福な家に生まれた。ナチスの台頭に伴い、アムステルダムに移住したが、オランダもドイツに占領され、そこでもユダヤ人に対するホロコーストが始まった。父親の会社の四階の秘密の部屋に隠れていたが、密告され、アンネはポーランドのアウシュヴィッツ強制収容所に入れられる。さらにドイツのベルゲン・ベルゼンに送られ、翌年流行したチフスに罹患して、15歳の短い生涯を閉じた。戦後、幸運にも生き残ることができた父親の手により、アンネが隠れ家で書いた日記が公刊され、戦争と人種差別に対する最も優れた起訴状となった。現在、隠れ家の側の広場に彼女の可愛い銅像が建っている。

アンネが誕生する4年前に、ハンガリーのブダペスト近郊のキスペストに一人の男子が生まれた。ヨゼフ・クノール（1925～2018）である。名前からも容易に分かるように、家族はユダヤ人であった。ハンガリーでも、ナチスのユダヤ人政策は実施されており、クノールは14歳からユダヤ人居住地区に住まわされ18歳（1944年）でナチスの強制収容所に送られた。アラステア・ダウ『よみがえる人生、パーキンソン病新薬誕生物語』から、クノールが後に語った収容所時代の話を以下に紹介する。

アウシュヴィッツで4ヵ月が過ぎた頃、クノール少年はベルリン近郊の別の収容所に移された。何の落ち度もないのに、2日と2晩、柱に縛り付けられた。それから、悪名高いブッヘンヴァルトに移された。収容所内を四人の仲間が歩いていると、ピストルの音がして、仲間が撃たれた。振り返った仲間も撃たれた。もう一人の仲間も振り返った時に撃たれた。クノール少年は、振り返らなかったので、撃たれなかったとある。振り返る気力も失っていたのであろうか。

次は、貨車に乗せられ、チェコスロヴァキアに送られた。1つの貨車に65人くらいが乗せられ、というか詰め込まれ、新しい収容所に着いた時は、生存していたのはたった二人であった。ダッハウ収容所に入れられたが、1945年、アメリカ軍により解放された。その時、彼は木製のベッドに寝ていたが、助けが来たからといって、動くこともできず、話すこともできない状態であった。体重37キログラムで、骸骨（がいこつ）同様

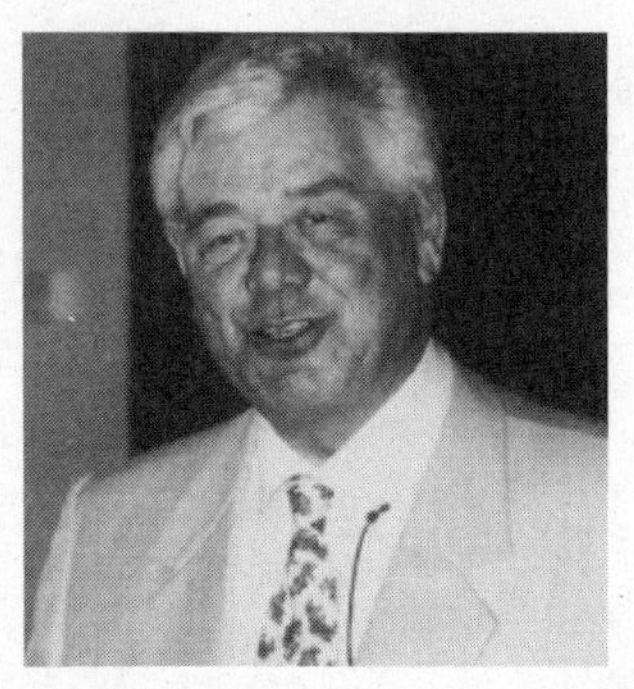

ヨゼフ・クノールとデプレニルの構造式

になっていたという。

戦後、クノールは故郷に帰り、直ちに医学部に進学し、猛勉強をした。普通なら勉強し知識を身につけるはずの年齢（14〜20歳）の6年間を、居住地区や収容所のような制限された環境で暮らした若者が、大学に入り、机について勉強するのだ。大学には入学したが、まだ虚脱感から抜けきれず、講義を聴きながらも呆然としたこともあったろう。あるいは、家畜用の鉄道車両での恐怖の輸送などがフラッシュバックして、眠れない日々があったかもしれない。マルセル・プルーストは、回想で「失われた時」を取り戻したが、クノールは猛烈な勉強で、戦争で「失われた時」を見事に回復したようだ。ブダペスト大学医学部を卒業したが、医師にはならず、イグナーツ・ゼンメルワイス（産婦人科医で、医療に携わる者は手指などの消毒を徹底することを提案）を記念して設立された大学の薬理学科で終生、薬理学の研究に従事した。

デプレニルの開発

１９６１年、ブダペストでは、血圧降下薬やうつ病の治療薬の開発を目指して、多数の化合物が合成されていた。米国で降圧薬として使用されていたパルギリンの改良物もあった。クノールは、この改良物の薬理学特性を徹底的に検討した。その結果、この薬物は降圧薬というより、うつ病に有効であるとの判断から、デプレッション（うつ）に有効な薬物ということで、デプレニル（一般名セレギリン）と命名された。

この薬物は、精神疾患や神経疾患と関わりのあるモノアミンオキシダーゼ（ＭＡＯ）を強力に抑制することが判明していた。当時、ＭＡＯ阻害薬は「チーズ効果*」を引き起こすために、薬物としての臨床応用は敬遠されていた。しかし、１９６８年、

*チーズ効果：古いチーズ、赤ワイン、ビール、ニシン、チョコレートなどにはチラミンが多量に含まれ、MAO-A阻害薬を服用している人が摂取すると、チラミンの効果が強く発現し、痛みを伴う首の凝り、吐き気、激しい頭痛、動悸（どうき）などの高血圧症状を引き起こす。薬用量のMAO-B阻害薬では、このチーズ効果は発現しないことが証明されている。

ジョンストンらにより、MAOには主として末梢で作用するもの（MAO－A）と、主として脳内で作用するもの（MAO－B）の2種類が存在することが判明した。デプレニルは、MAO－Bの選択的、かつ不可逆的阻害薬であることが判明し、適量を使用する限り、「チーズ効果」は発現しないことが分かった。この薬物は、しばらく日の目を見ることなく放置されていたのだが、すでにパーキンソン病へのレボドパの使用で著名な医師であったウィーンの老人ホームの神経内科医ヴァルター・ビルクマイヤー（1910～96）は、デプレニルがパーキンソン病に有効であることを報告したのである。

それ以来、デプレニルは一躍有名となった。作用機序として、中脳黒質部から放出されるドパミンの分解を阻止し、遊離されたドパミンの再取り込みも阻害するため、脳内でドパミンの作用が持続することが推定された。クノールの75歳を祝った記念誌を読むと、クノールのデプレニルに関する論文は1972年にサイテーション・クラシック（CC）に選ばれたとあった。これは、論文が発表されてから、かなりの年月が経過しても、その論文が頻繁に引用されることを意味する。つまり、息の長い研究業績である証なのである。

当然ながら、このデプレニルは、マイケル・J・フォックス、ベセスダの青年、カリフォルニアの依存症患者らにも投与されている。現在、日本にも導入されており、パーキンソン病の治療薬（エフピー）として使用されている。なお、デプレニルが、最も効果を表すのは、レボドパ治療を受けている患者で、その効果が変動するか、減弱している場合であるといわれている。また、デプレニルは、体内で代謝されて、アンフェタミン、メタンフェタミンとなるが、代謝物の効果は全く出ないことが判明している。余談であるが、筆者がブダペストを訪ね、ゼンメルワイス大学薬学部を訪問した時、薬理学のテケス教授との話の中で、教授は以前クノールの直属の助手であり、クノールとデプレニルを開発したことを知り、驚いた。薬理学者にとって、くすりの背景を知るくらい嬉しいことはない。クノールの記念誌を恵贈していただいたのは、そのご縁であった。

独裁者の手

戦争末期、ドイツでは15歳以下の少年も兵役に組み入れ、アドルフ・ヒトラー（1889〜1945）は軍服を着た少年たちの前で閲兵しながら、その片手は少年たちの頬を軽く叩くか、握手をしていた。しかし、後に回したもう一方の片手は手袋を握ったまま、ブルブル震え続けていた。彼は、死の前日、愛人のエヴァ・ブラウンと結婚式を挙げるが、その結婚証書にサインした字を30代の頃のサインと比較すると、明らかに小字になっており、ヒトラーが特発性パーキンソン病に侵されていたことをうかがわせる。

ヒトラーは1942年後半以後、筋肉の震えに襲われるようになり、パーキンソン病（ただし片側性）に罹ったようだ。彼の病気が進行していた1945年は、まだレボドパも、デプレニルもなかった時代である。主治医テオドール・モレルは、1937～45年に、約30種類の薬物（含アンフェタミン）をヒトラーに投与している。中には、かなり毒性のある薬物を投与していたともあった。パーキンソン病の初期の治療薬としては、1905年にスコポラミンが使用され、さらに1940年代には比較的中枢作用が強力な抗コリン薬が使用されている。モレルは中枢神経への副作用を知りながらも、これらの抗コリン薬を投与していたようだ。

彼はヒトラーを治療しながら、注意深く彼を観察している。「治療の影響で、患者の体質が大きく変化することが時々あった。あんなに魅力的だった目が、危険な光を放ち、攻撃的とまではいかなくても、有無を言わせぬ態度をとるようになる。時には乱暴な発言をする。……議論の場でも、あまりに非現実的な計画を持ち出す。かつては専門家を感心させた、あの技術的細部を把握する記憶力を失ってしまったのだ。1935年以降実行してきた可能なことの実現の他に、可能性のないことまで実現しようとしているのだった」（マーティン・ハウスデン『ヒトラー　ある《革命家》の肖像』）。

考えてみると、ヒトラーは、多くのユダヤ人を強制収容所に送り込み、その命を奪ったが、彼自身「固縮、不動」という名の強制収容所に入れられるところであった。仮に、デプレニルが１９４０年代に開発され、レボドパとの併用で有力なパーキンソン病の治療薬であることが判明しており、その治療薬を開発した人がユダヤ人であることを知ったなら、ヒトラーはそのくすりの服用を拒否したであろうか。あるいは、くすりを服用しながらも、ホロコーストを続行したであろうか。なお、彼は29歳の頃、戦争で毒ガス攻撃を受け、一時的に視力を失って、入院し、傷痍軍人となっていたとある。毒ガス（イペリット）の成分は、視神経だけでなく、彼の脳の黒質線条体も侵し、徐々に神経細胞が破壊され、戦局の悪化とともに、震えなどの症状が発現した可能性はないだろうか。

ヒトラーが死を選んだ時、彼はピストルを持てないほど重症であり、妻ブラウンが小型ピストルの引き金を引いたのではないかという話がある。なお、ユダヤ人であるが特別な人は「名誉アーリア人」として、待遇したとある。例えば、ヒトラーの母親の治療を行ったユダヤ人医師は、名誉アーリア人として、ホロコーストの対象にはされなかった。ヒトラーが長生きして、デプレニルの恩恵を受けることになったら、クノールは、名誉アーリア人としての待遇を受けただろうか。ヒトラーの台頭により、英国に移住したフロイトの言葉が残っている。「ヒトラーの夢は、ユダヤ人の迫害と知的自由の圧迫だけしか実現すまい……。あとは幻想にすぎないだろう」。

２０２３年、スイスの大学の研究チームが重症なパーキンソン病患者の背骨に装置を埋め込み、脊髄(せきずい)を電気刺激することにより、患者がその時点で2年にわたり、歩行可能な状態であったと報告している。例数が増え、効果が確立されたならば、患者のＱＯＬ（クオリティ・オブ・ライフ）という点から、今後の発展が期待できる。もちろん、電気刺激と薬物との併用により、治療効果もさらに上がるだろう。

◎参考文献

ロジャー・デュボアサン『パーキンソン病』（室隆雄訳）医学書院（１９８３）
永津俊治他編『脳とパーキンソン病』平凡社（１９８８）
デイビッド・マクリンティック「ネットワークの支配者、ウィリアム・ペイリー」（真野明裕訳）エスクァイア編集部編『「エスクァイア」アメリカの歴史を変えた50人（上）』新潮社（１９８８）
アンネ・フランク『アンネの日記　完全版』（深町眞理子訳）文春文庫（１９９４）
柳澤輝行編著『新薬理学入門』南山堂（１９９７）
野田宣雄『ヒトラーの時代（下）』講談社（１９７６）
アラステア・ダウ『よみがえる人生　パーキンソン病新薬誕生物語』（荒木淑郎監修・難波陽

光訳）講談社（２０００）
Magyar K, and Vizi ES: *Milestones in monoamine oxidase research: discovery of (-) -deprenyl.* Medicina, Budapest, 2000
マイケル・シャピロ「テレビ放送の父、デーヴィッド・サーノフ」『世界を動かしたユダヤ人１００人』（大谷堅志郎訳）講談社（２００１）
荻谷順「アンネ・フランク」朝日新聞社編『１００人の20世紀（上）』朝日文庫（２００１）
福永秀敏編著『パーキンソン病がわかる本』法研（２００２）
マーティン・ハウスデン『ヒトラー　ある《革命家》の肖像』（吉田八岑監修、清水順子訳）三交社（２００２）
マイケル・J・フォックス『ラッキーマン』（入江真佐子訳）ソフトバンクパブリッシング（２００３）
豊倉康夫編著『ジェイムズ・パーキンソンの人と業績』診断と治療社（２００４）

第5章　抗アレルギー薬の発見

『老人と海』

世界中の製薬企業や研究者は、まさに鵜の目鷹の目で、新薬のシード（種）を探している。化合物に関する厖大な文献、実験室での反応生成物、伝承的な生薬、あるいは海洋生物の成分などの中にくすりのシードを探すのは当然のことであろう。しかし、時として文学作品の中にも、シードの一端を見いだすことができる。残念ながら、多くの場合、ごく簡潔に記載されているので、よほどその分野の薬物を探している人が偶然作品を読むという好機がない限り、シードの対象として評価されることはなさそうである。実は小説を書いている筆者自身も、くすりのシードとなりそうな物質または現象を観察しているが、別にくすりを探すことが目的ではないので、その物質、またはは観察事項を強調して記述することはない。あくまでも、その作品を彩る風景の一部か、閑話休題的な意図か、あるいは博学の披露程度であろう。したがって、作品中何か示唆的なことが書いてあったとしても、多くの場合、読者は軽く読み流してしまう。まず、その記述がどの程度、科学的に正確な事実か否かも不明であり、うっかりすると、作者の想像を基にしている可能性もある。いわゆる、絵空事の可能性を含むし、あくまで小説はフィクションであり、ノンフィクションではない。

文学作品を読んでいるうちに、くすりのシードとなる可能性に気が付いた例をご紹介しよう。作品は、1952年に米国で発表された小説で、ピュリッツアー賞、さらにノーベル賞（1955年）を得ている、アーネスト・ヘミングウェイ（1899～1961）による『老人と海』である。発表後、すでに半世紀以上が経過し、世界中の文学愛好家に読まれている名作である。米国文学の最高傑作といわれるハーマン・メルヴィル（1819～91）の『白鯨』は、作者の死後30年経ってから認められたというが、『老人と海』は発表と同時に高い評判を得た。両小説とも、海を背景にしており、メルヴィルは巨大なクジラ、ヘミングウェイはマカジキを扱っているが、世評に時間差が出た理由は不明である。おそらく、ニューヨーク港の税関検査官という地味な生活を19年間も送っていたメルヴィルに対して、結婚・離婚、従軍、狩猟など派手な私生活を送っていたヘミングウェイに人気が集中したためかもしれない。

しかし、この『老人と海』の中から、くすりが開発される可能性に気が付いた人はほとんどいないようだし、また気が付いたとしても、この作品を基に開発が企画されたという話は聞かない。もっとも、薬理学的にはある有名な現象が発見された生物が出てくることに気が付かれた読者はおられると思う。いうまでもなく、『老人と海』はヘミングウェイの作品の中でも、最高傑作といわれており、筆者もこの作品を学生時代から何度も読んだし、読者諸氏の多くもこの作品を読まれたと思う。

概略を記すと、キューバのハバナ近くに住む一人の老漁師が、メキシコ湾流に出て、84日の不漁の後に、巨大なマカジキを釣り上げる。港までの帰路、サメに襲われ、骨だけを持って帰る。筋としては、これだけである。書評では、「打ちのめされても敗れない人間」の尊厳、「辺境の自然で闘う孤独な男」の物語が描かれているとある。読者の中には、あの作品のどこに、くすりのシードがあったのか？　と首を傾げる方がおられると思う。サメ？　確かにサメは、がんの治療薬として一部の人に注目され、南米の東海岸沖ではサメ漁が盛んと聞いている。サメの肝油の話も出てくる。マカジキ？——いずれの魚でもない。少し長くなるが、『老人と海』（新潮文庫、福田恆存訳）の一節を以下にご紹介しよう。

……ただ舟のすぐそばに、陽にあたって黄ばんだ海藻のかたまりがあちこちに浮いているのと、妙にまとまった形をした紫色のかつおのえぼしが、虹のようにきらきらと輝きながら漂っているのが見られるだけだった。そのゼラチンの浮袋はぐらりと横腹を見せたかとおもうと、またまっすぐに立ちなおる。黒ずんだ紫色の細い糸が水中に一ヤードも尾を引いていたが、それはまるで水泡のように、のんきにふわふわと漂っていた。「アグワ・マラ（訳注　スペイン語＝毒汁）だ」と老人はつぶやいた（中略）

そしてオールを軽くおさえ、そのまま水のなかをのぞきこんだ。尾を引いている細糸のあいだを縫って、それとおなじ色をした小魚が泳ぎまわっているのが見える。小魚たちはふわふわ漂っている浮袋の下陰にも群がっていた。この魚は毒には免疫になっているのだ。が、人間はそうはいかぬ。例の紫色のねばねばした細糸が綱にまつわりつこうものなら、魚をたぐりよせる時、手や腕にみみずばれの傷ができる。

カツオノエボシ

筆者が注目したのは、「カツオノエボシ」および「魚は、毒には免疫になっているのだ」の2点である。カツオノエボシは、後述するが、アナフィラキシーという現象が発見され、抗ヒスタミン薬の開発の発端となっている海洋生物である。ヘミングウェイは、ハバナの漁師たちとよく釣りに出ていたようなので、カツオノエボシ（フィザリア）や、細糸の間を泳ぐ小魚のことは十分に見聞きしていたのであろう。あるいは、ヘミングウェイ自身、魚を引き揚げる時か、あるいは遊泳中にカツオノエボシに刺された経験がありそうな記述である。

カツオノエボシは、腔腸動物の一種で、刺胞動物門に属し、暖海性、外洋性であり、鮮やかな青色をしている。直径約10センチメートルの気胞体（浮袋）と2〜3メートルといわれる触手を持ち、触手には刺胞があり、触ると小さな棘が出て、刺胞毒を出す。カツオノエボシの刺胞の拡大図を見ると、この刺胞は実に精巧にできていて、未発射の場合、棘は折り畳まれて格納されているが、発射されるや、棘は獲物に突き刺さるようである。その棘にはさらに無数の棘が付いているので、いったん刺さると抜けない構造になっている。この毒は激痛を生じさせ、刺された部位は赤くミミズ腫れとなるので、別名電気クラゲとも呼ばれている。きっと、老漁師もこのカツオノエボシに刺され、激痛に襲われたことがあるので、その姿を見るや、思わず、「アグワ・マラだ」とつぶやいたのではなかろうか。

カツオノエボシは、この猛毒で魚を無感覚にして捕獲し、腔腸に取り込んで摂取している。

小魚の免疫

カツオノエボシは強烈な毒のある触手で魚を刺し、餌とするのであるから、近くにいる魚は全部刺されて、餌食になっているはずである。ところが、有毒刺胞が鈴なりに付いている触手の間を出入りしている小魚が記載されている。常識的に考えると、この小魚も、かつてカツオノエボシに刺されたが、生き延びた結果、2度目からの刺胞毒には全く無反応になり、毒には免疫となっているようだ。もっとも、小魚の皮膚が刺胞を受け付けない何か特別の構造を持っている可能性はある。ともあれ、このクラゲの細糸を隠れ蓑（かくれみの）として、周辺のプランクトンなどを捕食しているのであろう。とすれば、小魚から免疫物質（抗体）、あるいは防衛物質を取り出し、それを皮膚に塗れば、海水浴でカツオノエボシやクラゲに刺されても、激痛はある程度緩和されることが期待される。

しかし、この50年間、この小説をくすりのシードの点から注目した人はいないだろう。くすりとして、市場が小さいということはないと思う。海でクラゲに刺された経験を有する人なら、このくすりが開発されたら、まず海水浴に出かける時は持参するであろう。海で泳ぐ人口は無限ともいえるし、市場はきわめて大きいはずである。

アルベール一世

地中海に面したモナコ公国は、ヴァチカン市国に次いで世界第2の小国（日本の皇居の2倍程度とか）で、人口は約4万人、フランス語が公用語である。1297年にフランソワ・グリマルディがモナコ公国の基礎を築き、以来700年にわたり王朝は続き、現在はアルベール二世が統治している。ハリウッドの女優グレース・ケリーが王妃になったことも、モナコを一躍有名にした。一般には、F1レースやモンテカルロのカジノで有名な国であり、世界中の人が、グランプリやギャンブルで、一攫千金を狙って訪ねて来る。家族連れも多く、レースやカジノに興味のない人たちは、美しい海に出て、遊泳やマリンスポーツに興じる。

19世紀も終わり頃、このモナコの海で泳ぐ人がクラゲの被害に遭い、苦情が出た。アルベール一世（1848～1922、在位1889～1922）は、海洋生物学に興味を持ち、自ら海洋調査船で海の生物を捕獲し、また環境問題にも熱心に取り組んでいた。1889年、かねて構想していた海洋博物館を起工し、約20年の歳月をかけて設立した。公子時代、モナコの海に発生するクラゲ毒の被害を防ぐ対策を考慮していたという。

シャルル・リシェ

1901年7月、アルベール一世自らが指揮するヨット、プリンセス・アリス二世号はフランスのトゥーロン港を発った。このヨットには、いろいろな職種の人が招待されて乗船していた。フランスの生理学者シャルル・R・リシェ（1850～1935）、ポール・ポルティィエ、ジョルジュ・リシャール、ヌーボー・レマイレなどである。

リシェはパリ大学医学部臨床外科学教授アルフレッド・リシェの子息としてパリで生まれ、医学を専攻し、医学、理学博士の学位を有した。後年、数々の業績を挙げているが、中でも恒温動物の体温の維持機構および胃液中の塩酸の発見は有名である。ポルティエはリシェの弟子であり、友人であり、また生理学者である。

アルベール一世は彼らにカツオノエボシの毒の研究を勧めた。ヨットは、アゾレス諸島、マデイラ諸島、ヴェルデ岬諸島近海を巡航した。最初の3週間、カツオノエボシの捕獲は進まなかった。退屈したのか、リシェは、『キルケ（Circe）』という戯曲を書き、のちサラ・ベルナールがモンテカルロ歌劇場で上演したという。欧米の学者が、ちょっとした余暇で、戯曲を書けるということは、何とも羨(うらや)ましい。

ヒプノトキシン

8月の初めに、一行はヴェルデ岬諸島の海域まで出かけて、漸(よう)くカツオノエボシが豊富に捕獲できたので、研究を開始した。まず、カツオノエボシの触手から毒素をグリセリンで抽出し、持参したハト、アヒル、モルモット、カエルに注射して、その作用を調べた。毒は強烈な作用を発揮し、動物は死亡した。動物の麻痺(まひ)と無感覚が特徴であったので、毒素をヒプノトキシンと命名した。ギリシャ神話の眠りの神ヒプノスと関連付けたようである。実験がひとまず終了したので、ヨットは同年9月19日にフランスのマルセイユに帰港した。約2ヵ月半の船旅であった。
ヨットで、また夏の実験となると、何となくTシャツに短パンという軽い服姿が思い浮かぶが、実験中のリシェとポルティエの写真を見ると、ヨットの船室内では、二人とも海軍士官かと思えるような帽子を被り、また詰め襟服を着て、実験している。室内は冷房が利いていたのであろうか。それとも、王と一緒なので、正装して実験をしていたのだろうか。なお、このアルベール一世もまた、帽子を被り、詰め襟服を着ている。ボストンで実施されたエーテル麻酔の初日、手術に関与した人々が全員フロックコートを着ていた絵を思い起こさせる。

アナフィラキシー

当時、エミール・フォン・ベーリング、北里柴三郎による血清療法が発見され、多くの研究者は血清療法を実施していた。1890年、リシェも結核患者に応用して、ヒトに対して最初の血清療法を実施している。一方、リシェとポルティエは、フランスに帰国後、このカツオノエボシの強烈な毒作用をイヌで確認したいという好奇心を持った。あいにくなことにカツオノエボシが入手困難であったため、ヨーロッパの海岸の岩場に沢山いるイソギンチャクの触手にある刺胞に注目し、その毒素の研究を始めた。したがって、その研究からアナフィラキシーという新しい現象を発見する意図は全くなく、まさにセレンディピティであった。

リシェが、イソギンチャクからグリセリンで抽出した毒素液の高用量をイヌに注射すると、イヌは死亡した。致死量以下の用量では、イヌは反応を起こしたが、健康を回復した。1ヵ月後、この回復したイヌに今度は少量の毒素液を注射すると、驚いたことに、イヌは激烈な反応（下痢、出血、嘔吐（おうと）、ショック、気管支痙攣（けいれん）、呼吸障害など）を起こして死亡した。一方、無処置のイヌにこの少量の毒素を投与した限りでは、くしゃみや痒（かゆ）みが出るくらいのことしか起きなかった。つまり、一度注射をされたイヌは毒素液に過敏になっていたのである。

当時、免疫という現象は解明されており、この現象は免疫とは逆の現象であり、リシェもポルティエも驚いたようだ。リシェはこの偶然に発見した現象は、普遍性を有すると考えて、新語を提案した。戯曲や小説を書くリシェ、免疫、防衛を意味するギリシャ語「phylaxis」という字を黒板に書き、ポルティエにその反対の語を問うた。ポルティエは、否定の意味で、「aphylaxis」という語を提案したが、語呂（ごろ）が悪いので、「アナフィラキシー（anaphylaxis）」と命名した。語源は、ana-＋ギリシャ語phylaxis、phylaxに由来する。過剰なアレルギー反応の意味である。この現象の特徴は、（1）一定の潜伏期が必要、（2）1回目と2回目の物質は同一であること、（3）引き起こされる症状は定型的、画一的であることが判明した。

ハバナの位置

ヘミングウェイの『老人と海』の舞台はハバナ近郊であるが、このハバナは北回帰線上（北緯23度30分）にある。世界地図を東に向かうと、つまりメキシコ湾流に乗って大西洋を東に向かうと、何とヴェルデ岬諸島は、およそ北緯17度で、同じ熱帯に位置している。『老人と海』の老人も若い頃、船乗りとして東に向かってアフリカに出かけ、海岸でライオンを見ている。

小説の中では、大きなマカジキを釣り、帰港を急ぐ時、若い日の記憶が何度も脳裏を掠（かす）める。ヘミングウェイがメキシコ湾で何気なく見かけたカツオノエボシは、ヴェルデ岬諸島周辺の海域に沢山いたことになる。もしヘミングウェイとアルベール一世の生存時期が逆であったならば、小説を読んだアルベール一世は、大西洋を越えて、ハバナに捕獲に来たかもしれない。アルベール一世は、メキシコ湾流領域にも出かけているのだが、ハバナ近海で浮遊しているカツオノエボシを見て、その広範な棲息（せいそく）分布を知ったことであろう。緯度から考えて、まさに東風に吹かれて、ヴェルデ岬諸島海域から流されて来たと思ったかもしれない。

カツオノエボシの天敵

今一度、『老人と海』を開いてみた。「泡が虹色に輝いているさまは美しい。が、こいつらは海のいかさま師だ。老人は、大きな海亀がそれらをぱくぱく食ってしまうのを見るのがなにより楽しみだった。海亀たちはそれに気がつくと、真正面から近づいてきて、ぱちっと目を閉じ、体をすっかり甲のなかに隠して、かたはしから糸ごと食ってしまう。老人は海亀が浮袋を食うのを見るのが好きだ」。

一般に、天敵という言葉があるが、この猛毒を有するカツオノエボシも、ウミガメに見つかったら最後で、パクパクと食べられてしまうようだ。カメの口や舌は、触手から発射される刺胞毒には全く影響を受けないのであろう。我々が、唐辛子のよく利いた食物でも食べるようなものであろうか。アルベール一世がカツオノエボシを簡単に捕食しているウミガメを見たならば、モナコの海岸にカメを泳がせて、カツオノエボシの退治をしたと思う。海にカメが悠々と泳いで、また剣呑（けんのん）なクラゲ類がいなくなれば、観光地の海としては、一挙両得と思われる。アルベール一世

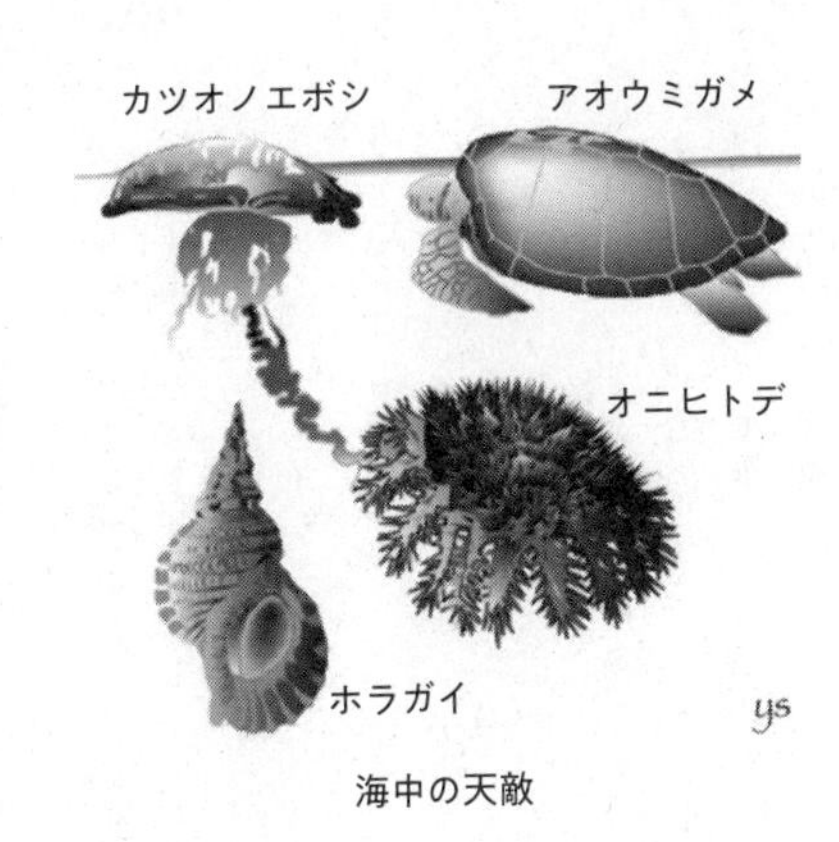

海中の天敵

がカツオノエボシの駆除にカメの導入を実施していたならば、アナフィラキシーの発見は若干遅れたであろう。もっとも近年、カリブ海のアオウミガメは、その美味な肉のため、乱獲されすぎて、絶滅の危機にあるという記事を見たことがある。

ヴェルデ岬諸島

アルベール一世やリシェらが、カツオノエボシを求めて、アフリカ西海岸を南下した。残念ながら、マディラ島周辺では不漁（？）で、さらに南下してヴェルデ岬諸島まで達して、研究に使用できるほどに十分なサンプルを採取できた。出帆したトゥーロンからは、かなり遠くまで航行しているが、大公は、ヴェルデ岬諸島まで船を進めれば、カツオノエボシが群棲（ぐんせい）していることを事前に知っていたのであろうか。

大航海時代、ポルトガルのヴァスコ・ダ・ガマやマゼランは、インドへの航路を探して、ヴェルデ岬諸島近辺を通過し、喜望峰あるいは南米大陸に向かっている。その前には、ジェノバのクリストファー・コロンブス（1451？〜1506）、英国のキャプテン・クック（1728〜79）、チャールズ・ダーウィン（1809〜82）等々がヴェルデ岬諸島近辺を通過し、それぞれの目的地を目指している。航海者としてはベテランであり、また教養人であるアルベール一世は、彼ら大先輩の航海日誌は熟読したはずだ。アナフィラキシー発見の原点でもあるので、筆者も念のため、手元にある著名な航海者の記録に目を通して、ヴェルデ岬諸島近辺とカツオノエボシに関する記述の有無を探した。

まず、ヴェルデ岬諸島であるが、1449年にポルトガルの観光案内書にも目を通した。また、近年のアフリカの王子エンリケに仕えていたアントニオ・ノリにより発見されて以来、ポルトガルの植民地であった。現在は、独立して共和国となっている。アフリカ最西端のヴェルデ岬の西方約500キロメートルの大西洋上の諸島（15島）で、正称はカーボヴェルデ共和国という。人口は約56万人で、当然のことながらアフリカ人とポルトガル人をルーツとする人が多い。諸島を洗いながら南下するカナリア海流（寒流）と、サハラ砂漠からの風が大きな影響を与え、一年を通じて22〜30℃くらいである。水産資源は豊富だが、伝統的漁法に頼り、近代的な漁船はまだ少ない。

ヴェルデはポルトガル語で「緑」を意味する。つまり、「緑の岬の島」の意である。大航海時代、地球の果ては断崖（だんがい）絶壁となっているという考えから、航海者は半分逃げ腰で船を南に進めており、食物も水もそう沢山は積んでいない。陸地なり、島を頼りに帆を張っていたので、木々が茂る島は、船乗りにはまさにヴェルデに見えたのであろう。

しかし、このヴェルデ岬諸島は、ポルトガルが奴隷売買を開始した時に栄えた交易地としての一面も有する。アフリカ大陸で捕らえられた奴隷は、この諸島に集められ、大西洋を渡って、西インド諸島、バハマ諸島などに送られた。ウワバインの発見者のデイビッド・リヴィングストンが、猛反対をしたポルトガルの奴隷売買の大西洋側の根拠地であった。以下、歴史的に時代が古い航海者の記録から、ヴェルデ岬諸島およびカツオノエボシに関する記事を拾ってみよう。

コロンブスの航海

航海時代の幕を開けたのは、何といってもコロンブスであろう。地球が丸いこと、東の方には黄金の国ジパングが存在するというマルコ・ポーロの話を頼みに、西方の海へと乗り出した。子どもの頃、学校から授業の一環として、コロンブスの映画を鑑賞に出かけたが、今でもその船の名前がサンタ・マリア号であったことや、陸地が見えた時の船乗りたちの歓声を覚えている。しかし、彼の伝記などをよく読むと、当時の地理や『東方見聞録』とは別に、彼は最初の夫人と暮らしたマディラ諸島の住民の実証的な話に注目している。住民たちは、西風の強い日、その周辺で滅多(めった)に見られない異風異色の人間の死体や、奇妙な木像などが漂着することを知っていた。おそらく、現在の西インド諸島の人々やその住民が儀式にでも使用した木彫りの板が、メキシコ湾流からカナリア海流に乗って、西アフリカの島々に流れ着いたのだろう。

実際に、ヴェルデ岬諸島からハバナまでは、6000キロメートル程度である。ハバナからメキシコ湾流に乗れば、風次第ではあるが、ヴェルデ岬諸島までは一直線で到着する。小説『老人と海』で、老人がハバナの海で見たカツオノエボシは、西風に乗れば、数日後にはヴェルデ岬諸島に到着したかもしれない。逆に、コロンブスは、1492年、カナリア諸島から漂着物の故郷へと、西に向かって、船の帆を揚げている。特に、第2回の航海の時には、ヴェルデ岬諸島に滞在している。

時は経ち、ハバナの老人はカツオノエボシを「アグワ・マラ」と呼び、アルベール一世とリシェたちは格好の生物材料と見た。もっとも、老人がカツオノエボシの触手周辺を泳ぐ小魚が免疫を有していると考えているのは、より近代的な発想であるが。

キャプテン・クックの航海

1771年、キャプテン・クックは、一回目の探検から帰国するや、直ちに第2回目の探検を命じられた。今回は、エンデヴァー号ではなく、リゾリューション号とアドヴェンチャー号の2隻が用意された。博物学者として、ジョセフ・バンクスの代りに、ドイツ人のヨハン・ラインホルトおよびゲオルク・フォルスター父子が同行した。その航海記録は、クック自身により書かれたものと同様に、随行員フォルスターによる『世界周航記』もユニークな著書として広く読まれている。

この2回目の探検の時、バンクスは親しくしていた医師エドワード・ジェンナーを推薦した。ジェンナー自身も南海への航海に非常に引かれたが、最終的には断念したようだ。このフォルスター著の『世界周航記』を読むと、筆者の予想どおり、リゾリューション号はヴェルデ岬諸島に立ち寄り、また海上ではカツオノエボシを見ている。以下、周航記より引用（一部改変）する。

これは、エンデヴァー号でのクック氏の航海でも言及されているダギサの種類というように私たちは考えた。他にも2種類の軟体動物、船乗り達がサリーと呼び、ポルトガル人が「戦争屋」、オランダ人達がビサンティエスと呼んでいるクラゲ類が、船の周り一面、至るところ、大量に観察された。

世界的に著名な航海記なので、当然ながら博学のアルベール一世も読んでいただろう。モナコの海岸を浮遊する有毒なカツオノエボシに悩まされていた彼は、ヴェルデ岬諸島にも大量に群棲していることを知って記憶に留め（とど）ていたはずだ。したがって、この書物により、ヴェルデ岬諸島海域まで船を進めれば、研究に必要な分のカツオノエボシは容易に捕獲できると思っていた可能性が高い。

また、フランスの宣教師ジャン＝バティスト・ラバ著『仏領（ふつりよう）アンティル諸島滞在記』を読むと、第2章に、カツオノエボシに関する項目があった。小アンティル諸島は、メキシコ湾の下部になるカリブ海に面した諸島で、南米のベネズエラに近い島々である。ラバは、その島に12年間滞在し、その見聞録を1722年および1742年に刊行している。アンティル諸島海域にも、カツオノエボシはいたようで、バラクーダーが餌と思って食べた後、海の中で、七転八倒することが書かれていた。ウミガメの胃の方が強いようである。

以上、「アナフィラキシー現象」の解明の発端となったヴェルデ岬諸島周辺についての考察を加えた。

カナリア諸島

さて、アルベール一世、リシェたちは、ヴェルデ岬諸島で捕獲した沢山のカツオノエボシの刺胞から毒素（ニューロトキシン）を抽出し、ハト、モルモットなど種々の動物に投与して、その毒性を検討した。動物といっても、彼が普段実験室で使用しているイヌはいなかったが、その毒素の強さには驚いたようである。実験に区切りがついたのか、9月にはフランスへの帰途についた。地図を見ると、ヴェルデ岬諸島から地中海に向かう途中にカナリア諸島があるが、この諸島を含めて、ヴェルデ岬諸島、マデイラ諸島、アゾレス諸島一帯はマカロネシアと呼ばれている。

筆者は、長年、カナリア諸島というのは、カナリアが沢山棲息している島に因んで名付けられたとばかり思っていた。確かに、諸島には小鳥が多数棲息しているので、15世紀以後、その小鳥はカナリアと命名されて、ヨーロッパの愛鳥家にペットとして輸出されている。ところが、島名の由来は、遙か古代ローマ時代に遡り、大プリニウス（第3章参照）が島にイヌを意味するcanisを使用して、イヌのいる島という意味で、カナリア諸島（Canaria）と命名したという説もある。科学論文で、イヌは英語でdogと書かれるが、ラテン語でcanineと書かれていることも多々ある。なお、アゾレス諸島（Azores）のアゾレスは「タカ」を意味し、マディラ諸島（Madeira）のマディラは「森、木材」で、良質の樹木の多い島の意味である。

さて、アルベール一世のヨットは、給水などでこの諸島に寄った可能性がある。その当時も、島に沢山の野生のイヌがいたとすれば、数匹捕らえて、毒素を注入したかもしれない。もし、イヌに毒素を注入して、イヌが死亡するか、衰弱するかを観察しても、帰途にあるので、毒素に抵抗して健康を回復したイヌに今一度毒素を投与する時間はなかったであろう。しかし、滞在時間に十分な余裕があれば、ひょっとして、アナフィラキシーは、パリの研究室ではなく、カナリア諸島で発見された可能性がある。なお、コロンブスは、このカナリア諸島から西に向かって、サンタ・マリア号の帆を揚げている。

イソギンチャクの毒素

沢山の実験成果を持って、リシェも大西洋からマルセイユ港に帰還した。おそらく、臨海学校での長い夏休みが終わって、宿題の絵日記を持って学校に戻る子どものような気分であったろう。そこからパリに戻り、カロリンスカへの道を歩き始める。リシェやポルティエも相当に日焼けした顔でパリに帰ったことであろう。

さて、大学に帰ったリシェとポルティエは、秋風の吹き始めたパリの研究室で研究を再開したが、カツオノエボシの強い毒性が忘れ難く、海洋生物の毒素の研究を開始した。

フランスの生理学の先達というと、クロード・ベルナール（1813〜78）がいる。彼は、厖大な研究成果を挙げているが、特に有名なのは、毒薬クラーレの作用機序の解明（1852年）である。南米アマゾン川流域の先住民は、獲物の捕獲に毒矢、吹き矢を使用するが、矢の先端部に塗られた毒薬クラーレが獲物の体内に入ると獲物は筋弛緩（きんしかん）作用を引き起こし、動けなくなる。ベルナールは、カエルでの実験から、毒薬クラーレが神経と筋肉の接合部で作用することを報告している。

当然ながら、クロード・ベルナールとは、同国人で、しかも生理学を専攻するリシェはその報告を知っていたはずだ。事実、後年ノーベル賞の受賞講演でベルナールの研究に言及している。植物毒クラーレを手にしたベルナールと同じく、海洋生物毒という武器を手にしたリシェは、勇躍して作用機序の解明および抗毒血清の作製へと向かったと考えられる。

リシェはフランス近海ではカツオノエボシの入手が困難であったので、その代わりにイソギンチャクを使用したという。イソギンチャクの毒素を入手するや、リシェは実験室で飼っているイヌに投与し、その反応を検討した。まず、致死量を決定するために用量反応を調べた。抽出液の高用量（0・1単位／キログラム）を投与した結果、イヌは死亡した。カツオノエボシの毒素は、注射すると直ちに毒性を発現したが、イソギンチャクの毒素はその致死効果の発現までに4〜5日を要した。すなわち、遅効性の毒物であった。動物の種類が異なるので、一概にどちらの毒素が強いとはいえないが、どうもカツオノエボシの方が毒性は強く、即効性があるようだ。同じ刺胞毒でも、物質が異なるのであろう。

ネプチューンの反応

しかし、低用量（0・005単位／キログラム）を投与した場合は、痒（かゆ）みの発現程度で、暫（しばら）く放置することにより自然に回復した。リシェは、回復したイヌ（ネプチューンと命名されていた）を見るや、今一度同用量の毒素を注入した。その時、彼は、健康になったイヌがいるので、単にもう1回実験をと思って投与したか、あるいは徐々に用量を上げて反応を見る予定であったとも推察できる。2度目の実験では、初回投与で示した反応様式とは著しく異なり、毒素を投与するや否や、イヌは嘔吐や出血性の下痢など激烈な症状を示して25分後に死亡した。明らかに、イヌは毒素に過敏になっており、免疫現象とは全く異なる反応を示した。リシェは、ポルティエと相談の上、前述したように、この新しい生体反応をアナフィラキシーと命名した。

一連の研究が進み、アナフィラキシーの発見が医学生理学において重要な発見であることが理解されたことで、リシェはノーベル賞を授与された（1913年）。受賞講演の結論として、アナフィラキシーは、個々の生物にとっては悲劇であるが、種の保存という観点からは、貴重な反応であるとしている。すなわち、生体は異種タンパクの侵入を防ぐために、経口摂取したタンパクは消化酵素でアミノ酸まで分解し、吸収する。万一、異種タンパクが非経口投与で生体内に2回侵入、あるいは注入された時、生体はアナフィラキシー反応を発現して自らを防御する機構を有していることを示唆した。

アレルギー反応

現在、このアナフィラキシー反応は、アレルギー反応の即時型（I型）として分類され、血圧低下、呼吸困難などの重篤な全身症状を呈すると定義されている。イソギンチャク毒の例でいえば、ネプチューンの体内に毒素（抗原）が注入されると、生体内にIgE抗体が産生され、肥満細胞や好塩基球の膜面の受容体に固着する（感作の成立）。一定期間をおいて、再度毒素が体内に注入されると、肥満細胞や好塩基球の膜面で、抗原・抗体反応が進行し、脱顆粒が引き起こされる。顆粒中に含まれる化学伝達物質（ヒスタミン、ロイコトリエンなど）が遊離し、これらの物質により毛細血管、小血管の透過性亢進および平滑筋収縮が起きる。反応は、動物の種により異なる。ネプチューンなどイヌの場合、肝臓からの静脈平滑筋周辺に肥満細胞が多量に存在するために、急激に遊離したヒスタミンにより静脈平滑筋が収縮すると、肝静脈閉塞が起きる。そして、持続的に進行する低血圧のために、動物は死亡する。その結果、病理解剖では肝臓肥大が認められる。モルモットでは、気管支周辺に肥満細胞が存在するので、気管支平滑筋の収縮による呼吸不全で死亡する。

アナフィラキシー反応の初期の急性循環不全と気道狭窄に対する救急処置としては、アドレナリン、副腎皮質ホルモン、抗ヒスタミン薬、アミノフィリンなどの薬物治療がある。もちろん、リシェの時代には、化学伝達物質はまだ発見されておらず、原因不明のままに激烈な症状を呈して死にゆくイヌを呆然と見守っていることしかできなかっただろう。

受動的アナフィラキシー

興味深いことに、リシェはアナフィラキシー・ショックを受けているイヌの血液を採取し、他のイヌの血液に入れると、そのイヌも同様な反応を引き起こすことを報告している。すなわち、受動的アナフィラキシーを確認している。この時点で、彼らも生体内のある物質が反応していることまでは理解していたようだ。

彼らは、さらに試験管内でもアナフィラキシー反応を観察している。当時、リシェが所属していた研究所では、ウマの抗血清の力価テストをモルモットで評価していた。リシェたちは、モルモットから子宮平滑筋を取り出し、血清に対する反応を調べていた。ある時ウマの血清を入れると、平滑筋が著明に収縮した。後で分かったことだが、実験に使用したモルモットには、以前にウマの抗血清が注射されていた。

種　差

リシェは、使用したすべての動物でアナフィラキシー反応が起きることを観察している。ウマ、ヤギ、ウシ、ラット、ハト、アヒル、そしてカエルで定型的な反応が起きている。ハトにおいても、アナフィラキシー反応が起きているが、リシェはヴェルデ岬諸島での実験でハトを使用している。カツオノエボシの毒性検査であった。その時、まず低用量を注入し、生存したハトに2～3週間の期間をおいて再度低用量を投与したならば、船上でアナフィラキシーを発見できたかもしれない。

もちろん、アナフィラキシー反応は、当時ヒトでも観察されている。リシェが仄聞した話によると、ブラジルのある医師が、当時流行していた疫病の予防のために、抗疫病血清を自ら注射した。翌年、同じ疫病が流行する兆しがあったので、医師は学生たちにも予防接種を受けることを勧めて、まず自らが模範的に接種した。2時間後に、その医師はショックを起こして死亡したという。

オニヒトデの毒

沖縄には、ハブクラゲという猛毒を持ったクラゲがおり、海水浴場に1匹でも発見された場合には、そのクラゲを完全に駆除するまで、遊泳が禁止されるそうである。その毒性は、毒蛇ハブより10倍強力ともいわれており、刺されるとヒトも死亡すると報告されている。沖縄の北部のある海水浴場に出かけた時、遊泳区域と外海との境目に網が張ってあったが、ハブクラゲの侵入を阻止していたのであろう。沖縄の海には、ハブクラゲほど猛毒ではないが、オニヒトデもいる。

サンゴのポリプが好物らしく、オニヒトデが繁殖する地帯ではサンゴが大害を受ける。このヒトデには腕が11〜16本ほど生えていて、体表面には多数の棘があり、その棘にうっかり刺されると、かなりの毒性を発揮する。

以前、テレビ番組で、沖縄のある漁師がインタビューを受けていたが、オニヒトデに一度刺されると、二度目に刺されても、何ともないといっていた。沖縄県衛生環境研究所に問い合わせると、以下の事実が判明した。沖縄では、従来オニヒトデ刺傷による死亡報告はなかったが、２０２１年、ダイビングインストラクターが、オニヒトデに刺傷され、病院で治療を受けたが、翌日死亡した。死因はアナフィラキシーショックによる低酸素脳症であった。研究所が２０１３年、サンゴの保護のためにオニヒトデを駆除するダイバーにアンケート調査を実施した結果では、５、６名にオニヒトデ反復刺傷によりアナフィラキシーショックが発生したが、死亡するような激烈なものではなかった。このオニヒトデの天敵は、大渦巻貝のホラガイということである。

キューバの切手

過日、古書店で『水の生物　原色学習ワイド図鑑』(学研)を見かけたので、購入した。もちろん、お目当ては、カツオノエボシとイソギンチャクである。予想どおり、両者の項目があり、また小魚が捕食されるありさまが経時的に写真で示されていた。巻末には、索引事典が付けられており、カツオノエボシの説明があった。その一部に、「毎年、各地の海水浴場に群れをなして現れ、被害を与える。触手の間にはエボシダイが共生していることが多いが、なぜ刺胞毒にもやられず共生しているのか、詳しい

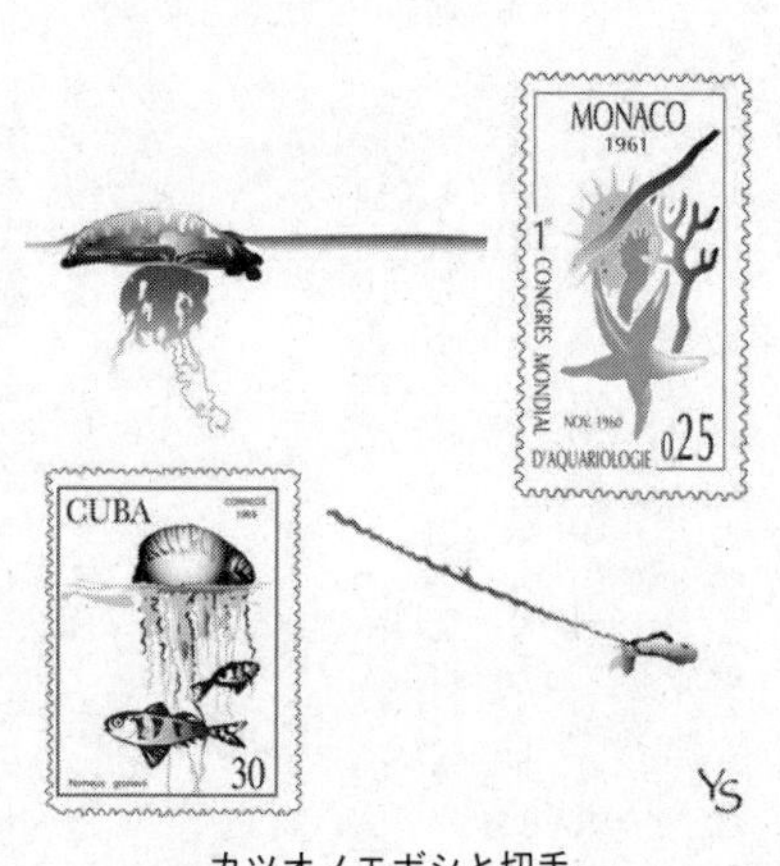

カツオノエボシと切手

ことは不明である」、と書かれていた。表紙見返し、裏表紙見返しには、沢山の切手がカラフルに掲載されている。

何気なく見ていると、なんとキューバ発行（1969年）の切手には、カツオノエボシと触手の間を泳いでいる2匹のエボシダイが描かれていた。老人と同じく、「アグワ・マラだ」と思わず口から出そうになった。どうも、キューバでは、このカツオノエボシとエボシダイのコンビは、海に棲む「聖なる生物」のような感じ、あるいは海中の奇観として、何らかの評価を受けているようだ。ただし、この切手を見た人、使用した人は沢山いたと思われるが、薬物開発へのシードになるとは夢にも思わなかったようだ。

クマノミとイソギンチャクの共生

さて、エボシダイの免疫に関しては、今でも詳細は不明のようだが、クマノミに関しては興味ある記事を読んだ。トマス・M・ニーセン著『カラースケッチ海洋生物学』（廣川書店）である。クマノミとイソギンチャクの共生が描かれ、クマノミがイソギンチャクに馴化（じゅんか）される過程が説明されていた。

まず、クマノミはイソギンチャクの側に寄り、軽く尾びれや腹部を接触させる。イソギンチャクの触手は、餌だと思い、刺胞から毒素を出すが、クマノミは素早く後退する、そして、再度近寄る。この動作を繰り返すうちに、最終的にはイソギンチャクの触手の中に入り込み、そこをすみかとする。その後、触手の中から顔を出して外の様子をうかがいながら出入りしている。つまり、クマノミは少しずつ触手に触れて、馴化していくようだ。クマノミが、そこまでして触手の中に侵入したいというのは、特別な理由があるのかもしれない。

興味深いことは、雌雄のクマノミがイソギンチャクと共生を始めると、やがて卵が孵化（ふか）する。小さな稚魚は、数週間浮遊生活を行う。稚魚もイソギンチャクの触手の間で生活し、イソギンチャクの出したもの、あるいは触手を餌代わりに食べる、とある。

飼いイヌに手を噛（か）まれるという話があるが、海の中でも同じことが起きているようだ。イソギンチャクとしては、居住空間を与えているのに、テナントのファミリーから、大事な商売道具の触手をガブリでは割に合わない話と思っているだろう。しかし、稚魚にとっては、触手を食べることはあっても、怖いという意識がなく、自分にとっては居心地のよいマイホームと思っていると理解できる。当然ながら、触手には刺胞が存在しているが、触手を餌にした稚魚には影響がない。この稚魚時代の体験が、クマノミのイソギンチャク内部への侵入の動機であると推定できる。

クマノミの表皮粘液

クマノミが免疫を獲得する理由として、以下の2つの可能性が示唆されている。

(1)クマノミの粘液の質が変化して、毒素に対する閾値が上昇し、イソギンチャクの触手から毒素に反応しにくくなる。

(2)イソギンチャクの粘液物質がクマノミを覆うので、イソギンチャクは自分とクマノミとの区別ができなくなる。クマノミが間断なく触手と接しているのは、粘液の剝離・消失を恐れているのかもしれない。こうなると、イソギンチャクにとっては、クマノミは最早餌ではなくなる。それどころか、イソギンチャクにとっては、天敵であるチョウハン（バタフライフィッシュ）を追い払ってくれる強力なボディガードである。

問題は、クマノミの体表に付着している、自ら分泌した粘液物質あるいはイソギンチャクから貰った粘液物質である。これが製品化されれば、イソギンチャクやカツオノエボシなどの刺胞毒に対して防御薬となり、遊泳する前に皮膚に塗布しておけば、海での被害は減少するはずである。

モナコのアルベール一世、そしてリシェはカツオノエボシやイソギンチャクの刺胞毒に対する抗血清を作製しようとして、それらの海洋生物の毒素の研究を行った。しかし、彼らの研究の到達目標が、共生するエボシダイやクマノミ側の研究からも達成できることには、注意を払わなかったようだ。彼らの研究は、アナフィラキシーという現象の発見へと繋(つな)がったが、残念ながら、初期の目的である治療薬の開発には至らなかった。

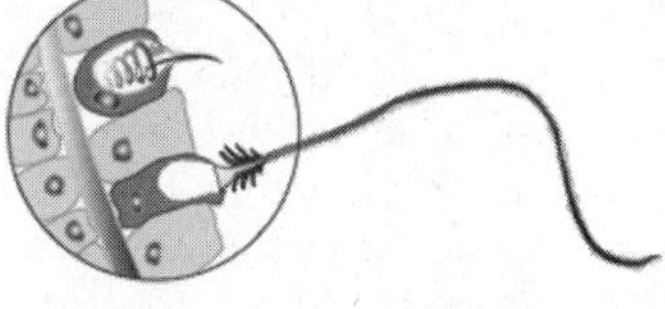

触手の拡大図

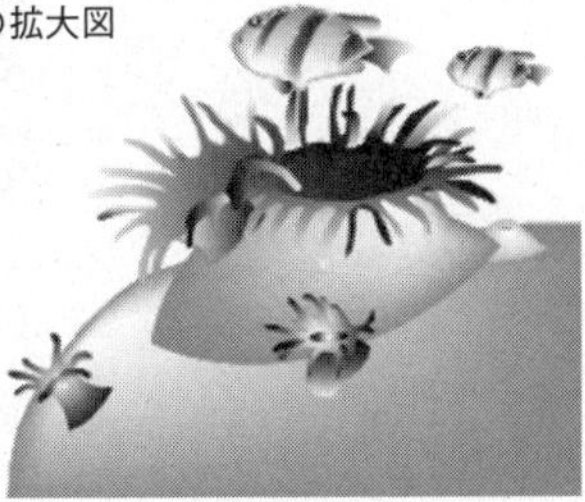

イソギンチャク、触手とクマノミ

イスラエルの「刺す海」

イスラエル南部には、紅海に面した保養地エイラートがあり、シーズン中は、海水浴客で賑(にぎ)わうようである。このエイラートは、かつてはエドム王国であったが、ダビデ王の時代にイスラエルが占領し、あの栄華を誇ったソロモン王が港を開き、海上航路の拠点とした。シリアのダマスカスからエジプトへ通じる「王の道」の途中の町である。

1990年代に、この保養地の海は「刺す海」と呼ばれるようになり、社会問題となった。人々がこの海で遊泳中、何かに刺されたように感じ、海から上がると全身が真っ赤になっていた。この海水浴場にはカツオノエボシも他のクラゲもいない。調査の結果、以下のことが判明した。イスラエルは、石油・医薬品の原料等をタンカーで海外に輸出している。往路はコンテナに輸出品を満載して行くが、帰路はタンカーのバランスをよくするため空いたコンテナに輸出先の海水を満杯に入れる。エイラートの港に運び込まれた海水は、海に放出される。すると、海水中に含まれていたクラゲ類の刺胞が、近くの海に流れ出る。刺胞は、かなり日持ちするようで、クラゲの本体がなくても機能を発揮するので、海水浴客の身体に触れると刺胞毒が注入される。そのため、多くの人はクラゲがいなくても真っ赤になったのであった。

「刺す海」のことを知ったイスラエルの海洋生物学者アミット・ロタンは、分子生物学者であるタマー夫人と一緒に、クラゲ類の刺胞毒に関する研究を始めた。まず、刺胞細胞の特性を詳細に研究した結果、次のようなことが分かった。この細胞は、カプセルを含み、そのカプセルには矢柄と毒素を含む管が折り込まれている。刺胞細胞は、獲物に触れると、約200気圧の圧力でカプセルを打ち出す。この気圧は、車のタイヤの圧力の約100倍で、潜水用ガスボンベの圧力に匹敵する。カプセル内から矢柄が発射され、約4万Gで皮膚に小孔をあけ、次に管を注入する。その速さは、大砲から弾が撃ち出される速さと同じである。この刺胞細胞の発射機構は、自然界で最も速いものの一つで、1回の発射で、約100万個のカプセルがヒトおよび獲物の皮膚に打ち込まれると推定されている。

ロタンの所属するニダリス研究所の調査によると、クラゲ類はメキシコ湾、カリブ海、米国東部海岸、ハワイを始め世界各国海岸に棲息していることが判明している。日本では、三陸沖辺りに多数のクラゲがいるというマークが付けられている。地中海のモナコ辺りにはマークが付いているが、残念ながら、ヴェルデ岬諸島周辺には、保養地ではないのか、マークが付けられていない。

ロタンの発見

ロタンは、イソギンチャクに共生するクマノミに着目し、その皮膚を覆う粘膜成分の解明に努めた。その根拠は、イソギンチャクに共生しているクマノミを採り出し、皮膚の粘液物質を除去し、再度イソギンチャクの入った水槽に戻すと、そのクマノミは直ちに捕食された。つまり、クマノミの表面を覆う粘液がイソギンチャクの刺胞毒の発射を抑制していたと解釈された。ロタンらは、粘液の成分を解明し、その成分と類似した成分を有するクリーム「セーフシー（SAFE SEA）」を開発した。皮膚科の臨床医との共同研究で、このクリームを塗布したヒトの皮膚では、クラゲに触れても、刺胞細胞からの毒素の発射はないことが証明された。このセーフシーの開発により、「刺す海」と嫌われたエイラートの海での刺胞毒による被害は激減したと報告された。現在、このクリームは海水浴客、サーファー、潜水者、漁師などを対象に市販されており、約10種のクラゲ類（含カツオノエボシ）に有効性を発揮している。

従来、クラゲに刺された時は、酢を付けるとよいといわれている。酢は、刺された後、未発射の刺胞からの毒素の発射を抑制する。ただし、この酢が有効なのは一部のクラゲに対してであり、カツオノエボシ、「ライオンのたてがみ」と呼ばれるキタユウレイクラゲでは刺胞毒の発射を促進することが証明されている。つまり、これらの刺胞生物に刺された場合は、酢の使用は逆効果を示す。人類は、長い間、植物成分から沢山の薬物を手に入れてきたが、現在は海洋生物から新規物質を発見すべく努力がなされ、研究の進展が期待されている。

モナコの切手

前述の本『水の生物　原色学習ワイド図鑑』の見返しには、モナコの切手（1961年）もあった。アルベール一世は、リシェのアナフィラキシー発見に対し、記念切手を発行している。モナコは、切手発行による外貨獲得にも力を入れているようだ。

赤いヒトデ、サンゴ、小魚、そしてイソギンチャクが描かれている。別の切手には、タカアシガニが描かれている。カツオノエボシの姿はないが、観光国家として、これは故意に外したのではと推察される。

ともあれ、アナフィラキシー現象の発見は、このモナコの海から始まり、毒素に対する抗血清はできなかったが、ヒスタミンが原因物質であることが判明し、抗ヒスタミン薬が開発された。そして、共生生物の皮膚粘液から、刺胞毒に対抗する「セーフシー」の開発に繋がった。筆者も、「セーフシー」を買ってきたので、海に出かける時は、持参している。ボトルには、「Enjoy Sea Life!」と書いてある。成分を見ると、かなり沢山の物質が入っている。シクロメチコン、メトキシケイヒ酸オクチル、サリチル酸オクチル、酸化亜鉛、ラウリルジメチコンコポリオール、セチルジメチコンなどであった。

さて、免疫を得たクマノミの皮膚成分は書かれているのだろうか。企業秘密かも知れない。ともあれ、夏は小さなプレデターなどは気にせず、海を存分に楽しみたいものである。

◎コラム

川崎寿彦（としひこ）の『森のイングランド』（平凡社）を読むと、中世の英国では、森はブタの一大飼育場で、ブタは秋に落ちるドングリ、ブナの実を食べて成長したと書いてあった。これらの実は、マスト（mast）と呼ばれて、重要なタンパク源であるブタの飼育には欠かせない飼料であった。養豚業者は、秋にドングリの実を食べて丸々と肥満したブタを冬に解体し、塩漬けにして、冬季の備蓄食料にしたようだ。mastは、meatと同語源とある。マストと聞くと、ヒスタミンを研究テーマとする研究者は、当然ながら肥満細胞（mast cell）を連想する。この本を読んだ時、筆者は組織中にある肥満細胞の姿が、染色後、ドングリやブナの実に似ているから命名されたのではないかと推察したが、事実は以下のようであった。

M・ビーヴェン著『ヒスタミン』（小倉保己、佐伯清美、和田博共訳、理工学社）によれば、生体内における肥満細胞の存在は、1877年にパウル・エールリヒ（1854〜1915）により確認されている。彼は、塩基性色素に親和性を有する顆粒に富んだ細胞を、栄養過剰の結果現れると信じて、飼料細胞、または栄養と関連した細胞という意味で、肥満細胞と命名したとある。つまり、ドングリなどを食べすぎた結果、体内に肥満細胞が発現するという意味のようであった。エールリヒが肥満細胞を発見した時、リシェは27歳で、すでに生理学の研究を開始していたので、肥満細胞の存在は知っていたはずだ。しかし、自らが発見したアナフィラキシー反応がこの細胞と深い係（かか）わりを持つなどとは、夢にも思わなかったであろう。この肥満細胞を簡単にまとめると、この細胞は単にヒスタミンやプロスタグランジンなどのケミカルメディエータの遊離のみではなく、インターロイキン、顆粒球マクロファージコロニー刺激因子、腫瘍壊死因子などのサイトカインを産生し、細胞膜上の刺激が核内まで伝わることが証明されている。また、脱顆粒とともに遊離されるヒスタミンやロイコトリエンなどの物質は、即時型反応として、平滑筋の収縮、血管の透過性亢進、組織の浮腫などを引き起こすが、数時間後に放出される各種サイトカインは、蕁麻疹、アトピー性皮膚炎、気管支喘息、アレルギー性鼻炎、または結膜炎などの発現に関与することが知られている。また、この肥満細胞は血液凝固を阻止するヘパリンも含有し、骨髄から産生されることからも、発生学的には血液との関係があるのかもしれない。

◎参考文献

緒方富雄「アナフィラキシーの発見から50年」『医学のあゆみ14』医歯薬出版（1952）
Richet CR: Nobel Lecture, “Anaphylaxis” Elsevier Publishing Foundation. Amsterdam, 1967
ダンカン・カースルレイ『図説　探検の世界史、大航海時代』（生田滋訳）集英社（1975）
石坂哲夫『くすりの歴史』日本評論社（1979）
ジュリアス・H・コムロー『医学を変えた発見の物語』（諏訪邦夫訳）中外医学社（1984）

トマス・M・ニーセン『カラースケッチ海洋生物学』（永井彰監訳）廣川書店（１９８６）

Lotan A, Fishman L, Zlotkin E: Toxin compartmentation and delivery in the Cnidaria: the nematocyst's tubule as a multiheaded poisonous arrow. *The Journal of Experimental Zoology* 275, 1996

チャールズ・ダーウィン『ビーグル号航海記（上）』（島地威雄訳）岩波文庫（１９５９）

川崎寿彦『森のイングランド』平凡社（１９８７）

ゲオルク・フォルスター『世界周航記（上）』（三島憲一、山本尤訳）岩波書店（２００２）

唐木英明『暮らしのなかの死に至る毒物・毒虫60』講談社（２０００）

ジャン＝バティスト・ラバ『仏領アンティル諸島滞在記』（佐野泰雄訳）岩波書店（２００３）

アーネスト・ヘミングウェイ『老人と海』（福田恆存訳）新潮文庫（２００３）

Kimball AB, Arambula KZ, Stauffer AR, Levy V, Davis VW, Llu M, Rehmus WE, Lotan A, Auerbach PS: Efficacy of a jellyfish sting inhibitor in preventing jellyfish stings in normal volunteers. *Wilderness & Environmental Medicine* 15, 2004

第6章　強心薬の発見

ロビン・フッドの森

ロビン・フッドは、12～13世紀の英国の伝説的義賊である。シャーウッドの森に住み、沢山の子分を従え、得意の弓矢で悪代官相手に大活躍し、奪った金品は貧しい人々に分け与えたといわれる。シャーウッドの所在地を地図で調べると、ノッティンガムシャー州にあり、国王のシカ狩りのための広大な王有林であった。その西方にシュロップシャー州があり、現在の州都はシュルーズベリー。美しいカントリーサイドに囲まれ、現在町にはアンティークの店を始め、小さくて魅力的なショップが沢山ある小路が巡らされている。

以前、マンチェスター近くで国際会議が開催された時、車でロンドンから北上した。途中、ロビン・フッドが活躍した森の近くを通過し、昼食をとり、十字軍に参加した貴族の旧宅をリノベーションしたホテルに一泊した。今思えば、強心薬ジギタリスの故郷近くを通過したことになる。道端や、あるいはちょっと散策した森の入り口にでもジギタリスの花が咲いていたのではと思うと残念である。

18世紀の中頃、このシュロップシャー州に住むある老女が各種の植物を混合して、種々な疾患を治療していた。特に、水腫(すいしゅ)によく効く秘伝の薬を持っており、一般の医師が治療できなかった患者にもよく効くと評判をとっていた。

この老女の使用していた薬より、一つの薬が発見された。すなわち、ジギタリス*で、発見当初は水腫の治療薬として使用されたが、後に強心作用が薬効の本体であることが判明した。この老女の名前はミセス・ハットンで農婦と成書にある。農業の合間に、薬草に関心を持ち、内緒で薬草を売っていたのであろうか。薬剤師の資格を持っていたとは思えない。

医師ウィザーリング

シュロップシャー州のスタッフォードには医師ウィリアム・ウィザーリング(1741〜99)が開業していた。彼は、同州のウェリントンに生まれ、父は薬剤師、母は富裕な医者の妹であった。そのため、経済的には恵まれており、エディンバラ大学の医学部を卒業している。ウィザーリングの婚約者が花の絵を描くのが好きだったので、彼も題材となる花を野山で採集しているうちに、植物や薬草に興味を持った。当時はまだ薬らしい薬はなく、阿片(あへん)を始め、多くの伝承的薬草を使用して、各種の疾患を治療していたはずだ。やがて、「好きこそものの上手なれ」で、彼は薬用植物の大家の一人にまでなっている。スタッフォードからバーミンガムに転居後、多数の患者を診察、治療した。

しかし、当時流行っていた水腫の治療にはお手上げ状態であった。そんな時、彼は同じ州内に水腫を治療できる老女がいることを聞いた。患者から聞いたのか、あるいは直接老女を訪ねたのかは不明とされているが、彼は老女が使用する20種類の薬草のレシピを入手した。1775年、その薬草の中から、効能の本体がジギタリスであることに直ちに気付いたと伝えられている。一般にジギタリスは有毒である（吐き気、嘔吐、下痢など）ことが判明していたので、毒物イコール薬物と考えて、水腫の治療

＊ジギタリス：ゴマノハグサ科の耐寒性2年草または多年草。属名はラテン語で指袋を意味し、花冠の形状に由来する。和名ではキツネノテブクロという。ヨーロッパ原産で、約25種あり、草丈0・9～1メートルとなり、葉の表面は縮緬状のしわのある卵状披針形である。6～8月、約6センチメートルの広鐘状の花が斜め下方に向かって開き、総状花序をつくる。花色は白、桃、紅、桃紫色などで、内側に斑点がある。神話にも多く登場し、ジュノーはこの花を摘み取りマースを妊娠したとあり、古代はジギタリスに触ると受胎するといわれた。（『日本大百科全書』小学館）

にも効くと直感したのであろうか。

多くの経験を重ねて、10年後にウィザーリングは「水腫およびその他の病気に関するジギタリスとその実際的な薬効についての評価」という論文を発表した。老女の薬箱の中から、ジギタリスという魔神が飛び出したことになる。このジギタリスを煎じて飲むと、多量の尿が出て腫れが消え、また顔色がよくなった。以後現在に至るまで、200年以上、この薬物は心不全の患者の治療に世界各国で使用されている。「心臓の阿片」といわれる所以であろう。なお、「ジギタリス」という名前は、1542年、医師レオンハルト・フックス（1501〜66）が命名している。

ジギタリスの副作用

ウィザーリングの処方は、ジギタリスの葉を乾燥させ、粉末にした後、煎じて連日服用するというものであった。葉も花を有する時の葉がよく、アルコール抽出物よりも、水で抽出したものがより有効であることも分かっていた。もちろん、彼もジギタリスが強心作用により、水腫を治療しているなどとは思ってもみなかった。当時は、結核と水腫が代表的な疾患だったようで、18世紀の雑誌に、浮腫で太った紳士と結核でやせ細った女性がコミカルに描かれている。したがって、ウィザーリングのジギタリスによる水腫の治療が、18世紀最大の医学的発見のひとつといわれるのも納得できる。年間2000人以上の患者を治療したと記録にある。ウィザーリングはジギタリスの副作用を熟知していただけに、患者の症状、ジギタリスの用量には万全の注意を払いながら、投薬した。

しかし、多くの医師はウィザーリングのレシピに従わずに、用量を増して、重篤な副作用を引き起こした。ウィザーリングは彼のレシピ以外で、ジギタリスを使用する医師に対して激怒している。ジギタリスは有効量（ED50）と致死量（LD50）が接近している。慎重に使えば、有効性を発揮するが、無茶に使えば危険なことは重々承知の上なので、いい加減な処方には腹を立てたようだ。

ジギタリスは有名な薬物となり、何と、痛風、てんかん、喘息、肺炎などにもプラセボ的感覚で投与されている。現在でも、このジギタリス製剤は、慎重に取り扱われ、入院患者で血中濃度を観察しながらの使用となっている。なお、ジギタリスの嘔吐作用は著明で、ハトなどで容易に観察できる。

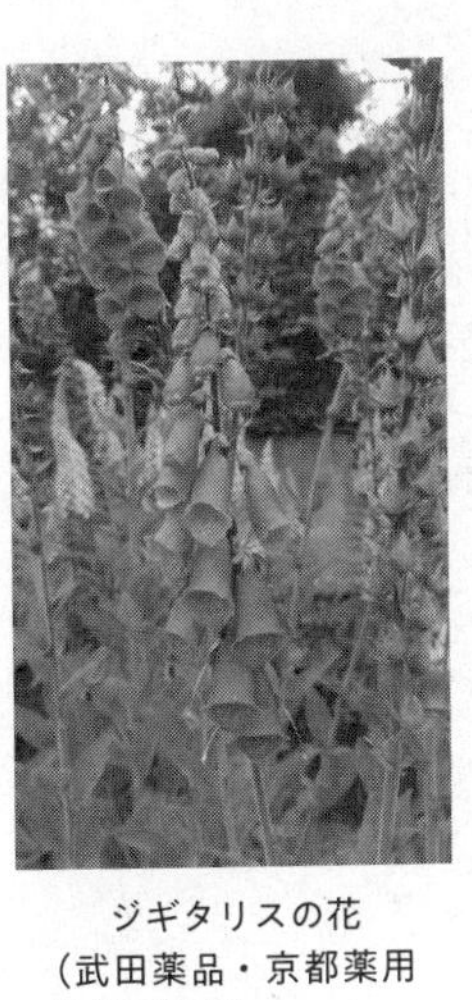

ジギタリスの花
（武田薬品・京都薬用植物園提供）

ジギタリスは当初、煎じて服用したが、現在では静脈内投与においても効果が発現するような製剤的工夫がなされている。後述するが、同じ強心配糖体であり、静脈内投与で有効なウワバインの使用頻度は低下している。静脈用ジギタリスがウワバインの効果を凌いでいるのだろう。

医師マッケンジー

ウィザーリング没後約100年、つまり1900年、ランカシャー州のバーンレイの一介の開業医であったジェームス・マッケンジー（1853〜1925）は、心臓病の患者をポリグラフで検査・記録した。その結果、患者の多くが心房収縮の速さとその不規則性に原因を持つ心臓障害を有することに気が付いた。つまり、心房からのインパルス（電気的信号）が非常に速く届くために、心室が血液で十分に満たされる余裕がないことが分かった。

これらの患者に、ジギタリスを服用させると、1分間に心室に到達するインパルスの数は大幅に減少し、心室は血液で満たされる時間的余裕ができて、心拍出量は増加した。その結果、患者の心臓障害が改良されることを発見した。マッケンジーの観察した症状は心房細動であった。ジギタリスの薬理効果の解明は利尿作用よりは一歩前進したが、ジギタリスの効果の本体である心室筋に対する収縮作用までには至らなかった。

フリードリヒ・ゼルチュルナーによりケシからモルヒネが単離されて以来、植物からの有効成分の分離が盛んとなり、すでに強心薬としての効力が確立されていたジギタリスから有効成分の分離が行われた。1869年、フランスのクロード・ナティベユがジギトキシンを分離した。一般には、ジギタリスは強心配糖体の総称で、同じ配糖体であるウワバイン*もジギタリスとして分類、表記されることがある。なお、配糖体とは、糖がグリコシド結合により様々な原子団と結合した化合物の総称である。

ウワバインの発見

強心配糖体ウワバインはその強力な薬効のため、ジギタリスと同様にすでに100年近く臨床で使用されてきた。その間、薬理作用は詳細に研究され、あらゆる教科書

---

*ウワバイン（ストロファンチン）：ジギタリスに類似した心臓作用を有するが作用の発現は速く、効果の持続は短い。静脈内投与で用いられ、作用発現は5~10分で持続時間は12時間以内である。心筋の緊張および収縮力増加作用はジギタリスよりも強力で、小循環および動脈系のうっ血を改善する。刺激伝導系抑制作用を有し、急速な脈拍を緩徐にし、心房細動、心房粗動を除去する。腎（じん）機能を改善し利尿作用を有し、浮腫水腫の治療に用いられる。（『南山堂医学大辞典』）

に効果、作用機序および副作用が記載されている。生命の維持にきわめて重要な心臓が機能低下を起こした場合の特効薬であり、臨床での価値は高いと評価された。この薬物もまた筋弛緩薬クラーレと同じく、その土地の先住民が狩猟用に使用する矢毒から分離されている。違いは、クラーレは南米アマゾン川やオリノコ川流域で英国やドイツの探検家により発見されたが、ウワバインはアフリカ東南部を流れるザンベジ川の支流で、英国の探検家により発見されたことである。

この発見は、舞台が当時「未開の地」とされていた熱帯アフリカであり、発見者がアフリカ探検での最大の功労者と呼ばれるデヴィッド・リヴィングストンという点で、薬物発見史の中でもひときわ異彩を放っているので紹介する。

探検家リヴィングストン

デヴィッド・リヴィングストン（1813〜73）は英国スコットランド・ラナークシャーの貧しい労働者の家庭に生まれ、グラスゴー大学で医学・神学を学び、医師の免許をとった。卒業後、医療伝道師、探検家となり、アフリカに出かけた。ヌガミ湖および雷鳴が轟く大きな瀑布（滝）を発見し、当時の女王ヴィクトリアの名前を冠して、ヴィクトリア瀑布と命名する。現在、彼の名前を冠した豪華列車ロイヤル・リヴィングストン・エクスプレスが、瀑布観光ができる列車として走っている。

リヴィングストンは探検の途次、ライオンに襲われ、瀕死の重傷を負うも、一命を取り留める。ナイル川の水源探し、奴隷貿易の実態調査などを実施。1873年、チタンボ村で熱病、栄養不足、過労のため病没した。心臓と内臓は遺体から切り取られ、ブリキの箱に入れられてムヴラの木の下に埋められた。遺体は防腐加工をほどこされ、樹皮で包まれ棒に縛り付けられ、二人の従者の肩に載って長い帰国の旅路に着いた。痩せこけ、そのうえ14日間乾燥されていたので、ほとんど骨と皮のみであったと推察される。

遺体を受け取った英国の関係者は、変わり果てたその姿を見て、改めて、暗黒大陸の凄さというか、恐ろしさを知って、仰天した。が、国民的英雄として、ウェストミンスター寺院に手厚く埋葬したようである。

ワバヨと呼ばれた矢毒

ノーマン・テイラー著『世界を変えた薬用植物』の中に「デヴィッド・リヴィングストンの貢献」という一章がある。リヴィングストン、実に懐かしい名前であった。筆者が子どもの頃、絵本や児童向けの本で、このアフリカで活躍した冒険家のことを繰り返し読んだものだ。米国の新聞記者スタンレーが行方不明とされていたリヴィングストンをタンガニーカ湖畔のウジジで発見した時、「リヴィングストン博士ではあ

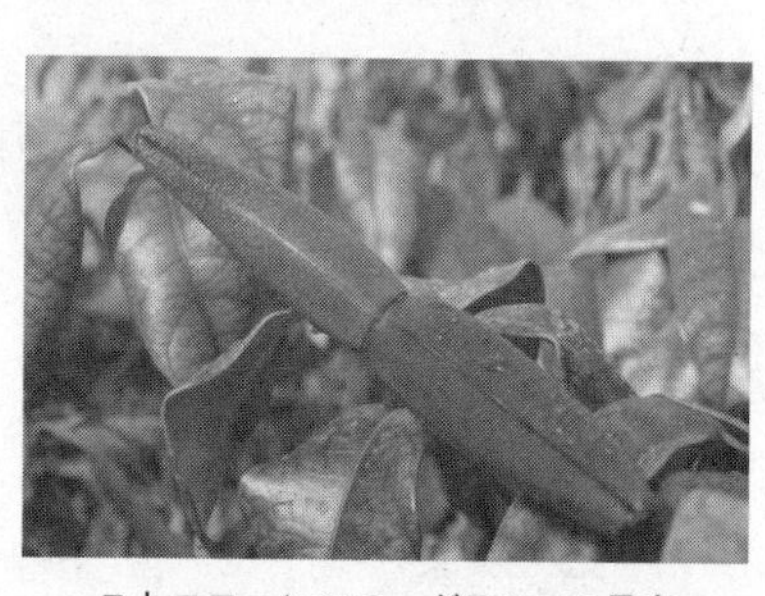

ストロファンツス・グラッスの果実
（武田薬品・京都薬用植物園提供）

りませんか？」と問うシーンは感動的であった。

経費に糸目を付けないという新聞社の社主の命令であれば、記者スタンレーは比較的容易に捜索旅行ができたはずと思っていた。しかし、スタンレーの旅行記を読むと、その旅の苦渋と困難さは筆舌に尽くし難いほどで、熱病を抑えるためキニーネを飲み続けていたようだ。あらためて、資金的にはほとんどゼロであり、従者も少なかったリヴィングストンの探検の偉業が理解できた。

この『世界を変えた薬用植物』の記載事項を概略すると、リヴィングストンは、1861年に南アフリカのケープタウンを出発し、北に向かい、次に東に向かい、セナ近くのシーレ川（ザンベジ川支流）を遡行したという。そこで土地の人々がコンベ（ストロファンツス・コンベ）と呼んでいる植物から矢毒（ワバヨ、またはウワバイヨと呼称）を取り出していることを知った。コンベは、キョウチクトウ科の常緑蔓性低木で、花は枝先の集散花序に付き、淡黄色。袋果は、長楕円形、長さは20〜35センチメートルで、牛角状に双生する。乾燥した袋果を見ると、オーストラリアのアボリジニの人々が使用するブーメランに似ている。まだ乾燥しない袋果を投げたら、手元に戻って来そうな感じだ。袋果に含まれる種子を砕いて、ある程度水で固めた後、矢や槍の先端に付けて、獲物の体に射ち込んだようだ。毒矢の威力は強く、動物は約90メートルも走ると倒れてしまう。これらの発見がリヴィングストンにより本国に報告された。

ウワバインの語源

さて、ウワバインの語源であるが、バントゥ語（東アフリカの海岸沿いの地域で、先住民族が使用した言語の総称）では、「ウ」は接頭語で「土地」や「国」を表し、ワは「人」の複数で「民族」を表す。例えば、リヴィングストンとスタンレーが会見した「ウジジ」の人々は「ワジジ」となり、日本語表記は「ジジ人」となる。スタンレーの雇用した従者は「ワトウマ」と呼ばれた。したがって、先住民がワバヨと呼ぶ矢毒は「バヨの人々が使用する毒」、あるいは「バヨと呼ばれる毒を使用する人々」の意味ともとれる。リヴィングストンやスタンレーが踏査したバガモヨからタンガニーカ湖に至る道の周囲には、ウサンバラ、ウサガラ、ウクウェレ、ウロリ、ウゴゴ、ウキンブ、ウニャムウェジ、ウニャニェンベ、ウカウエンデイ、ウッハウルノァイなど、「ウ」を付けた多数の地名がある。なお、スワヒリ語はバントゥ諸語の文法と外来のアラブ人の語彙が複合して形成された言語であり、ケニアやタンザニアでは公用語となっている。

英国のウォルター・ローリー卿（1552頃〜1618）はアマゾン川流域で発見した矢毒クラーレの作用を報告した。その話をリヴィングストンも聞いていたと思うし、彼もローリー卿の事跡を念頭にアフリカの矢毒の報告をしたのかもしれない。ただし、矢毒クラーレの作用機序がクロード・ベルナールにより解明されたのは1852年なので、リヴィングストンは薬物の機序に関しては知らなかったはずだ。もっとも、ローリー卿も、リヴィングストンも、彼らが見いだした矢毒が将来臨床で役立つなどとは全く予想もしていなかったと思う。興味深いことは、クラーレが初めて臨床に使用されたのは1946年であり、ウワバインの臨床での効果の報告はは1906年である。二つの毒物が臨床で使用され始めた時期が発見時期と逆転している理由には、一考の余地がある。

リヴィングストンは、宣教、探検、そしてナイルの水源探しに一生を費やしたが、先住民の狩猟風景から偶然に矢毒の存在を知り、本国に報告したことで、ウワバインが発見された。まさに、セレンディピティの好例であった。

暗黒大陸

リヴィングストンから報告が来ると、英国の科学者たちはクラーレと同様に興味を持ち、成分の分離に熱を入れた。当時は、英国を含めて、欧州各国は海外に植民地、天然資源、そして新規なものを求めて、派遣した探検家による成果に期待し、また熱中していた。特に、アフリカは「暗黒大陸」とか、「緑の魔界」と呼ばれ、天然資源の豊富さが憶測されていた。しかし、内部事情は黒いベールに包まれ、奴隷貿易の実情も不明であった。理由は、欧州諸国の人々がその奥地を探検調査したくても、まず大陸周辺でマラリアが猛威を振るっていたためである。加えて、治療薬のキニーネが、1865年以来、オランダ人による独占的生産のため、高価で入手が困難であった。したがって、熱帯地域の探検には不可欠なキニーネは、当時としては貴重品であり、費用的にも携帯量に限度があったことも、アフリカ探検を遅らせたのかもしれない。また、万一内部に入っても、獰猛（どうもう）な野生動物や先住民に襲われるか、ツエツエバエなどの犠牲になるか等で、生還者が少なかったことによるとも考えられる。

医師であった彼は当然ながら薬の効果に絶大な信用をおき、彼が考案した処方を自らも、また同行者にも服用させていた。彼のキニーネ製剤はヤラッパ根の樹脂性の脂、甘汞（かんこう）（塩化水銀）と大黄根、キニーネの混合物であり、発熱した場合、まずこの混合物を服用し、次にキニーネを熱が下がるまで頻繁に服用したという。

ある時、彼の従者がキニーネ入りの薬箱を全部持って逃げた時は、「死刑を宣告されたような気持ちであった」と書いている。彼にとっては、薬箱は「動く薬局」であり、前人未踏の奥地にあってはキンバリーのダイヤよりも貴重であったに違いない。薬の価値を骨身に染みて知っていたリヴィングストンは、彼が本国に送付した矢毒の成分が分離され、心不全に絶大な効果を及ぼすことを生前に知ったならば、さぞかし喜んだに違いない。

後述するが、ドイツのアルベルト・フレンケル(1864〜1938)によるウワバインの患者への応用が実施されたのは、リヴィングストンの死後33年経ってのこととなる。

リヴィングストンが矢毒に注目したのは、彼が探検家であったからというより、医師であり、また博物学者、植物学者であったからであろう。動物の身体に矢や槍が刺さると、動物はまもなく倒れて死亡する。彼の報告書に死因に関する記載があったか否かは不明であるが、倒れた動物の心臓の停止は確認したと推察できる。

筆者は、薬学部で学生実習を担当していた頃、モルモットの摘出心臓に対する種々の薬物の効果をデモンストレーションした。最後にウワバインを適用すると、心拍力は劇的に増加するが、やがて収縮したまま停止する。この心臓に対する抑制効果が矢毒による動物の捕獲につながったのだろう。

フレンケルの治療薬

リヴィングストンは、冒険家として歴史に名を残した。しかし、我々薬学を学ぶ者にとっては、単に冒険家としてよりも、教科書に載るくらい重要な薬物の発見者として記憶できる。英国に報告された矢毒は、ジギタリスと同じく、心臓に対し興奮的反応を及ぼすことが判明した。ただし、矢毒としての発見の経緯からも分かるように、ジギタリスとは異なり、皮下または静脈内投与でのみ有効であり、また即効性があった。

このウワバインの作用に注目したのがドイツのストラスブルク大学医学部の内科医アルベルト・フレンケルである。彼は、強心薬としての有用性を証明するために、心不全の患者の静脈内に投与している。その時、使用した注射筒と針は現在の器具から見るといずれもかなり大きい。自分たちが使用している矢毒の猛毒性を知っているアフリカの先住民は、矢毒をヒトに投与していると知って、白人社会の野蛮さに驚いたと伝えられている。ともあれ、ウワバインの臨床使用の成功により、急性心不全の治療には最適の薬物となった。同じ矢毒でも、南米の先住民が使用するクラーレは、心臓にはほとんど影響はなく、もっぱら横隔膜筋の機能が麻痺するために、毒が回った動物は呼吸停止で死亡する。

ドイツの著名な薬理学者ヒュブナー著の伝記によると、フレンケルは、1864年6月、ドイツの広大な葡萄畑に囲まれたムスバッハで生まれた。1883年、ミュン

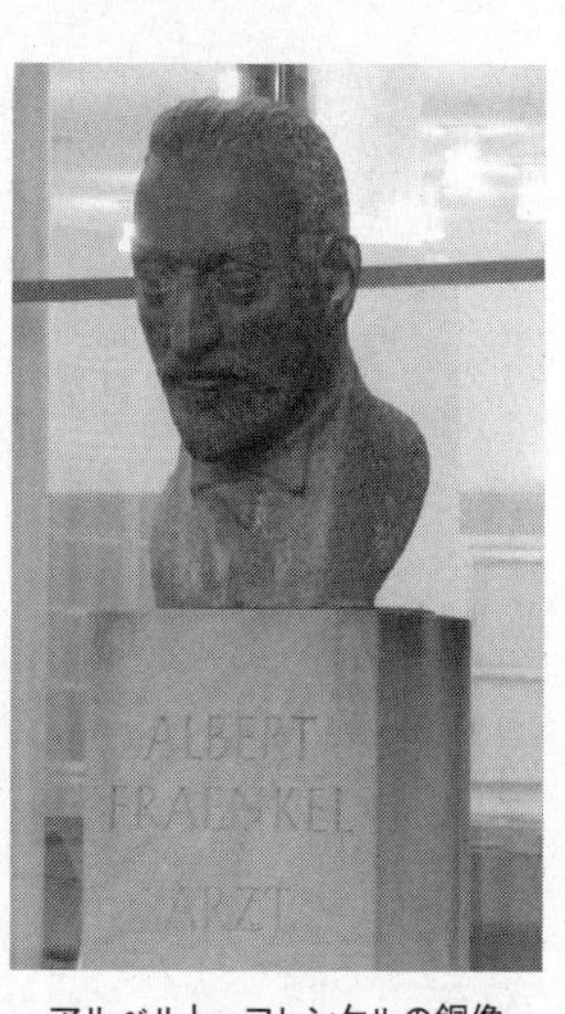

アルベルト・フレンケルの銅像

ヘン大学医学部に入学、次に、現在はフランス領のストラスブルク大学医学部に入学し、1888年卒業した。当時のストラスブルク大学には、アドルフ・クスマウル（1822〜1902）、フリードリヒ・レックリングハウゼンといった著名な教授がいた。薬理学の祖といわれるオスヴァルト・シュミーデベルク（1838〜1921）も在籍していた。ミュンヘンでは、産婦人科で研修を受けたが、当時結核が流行し、その疾患を知って、彼の将来が決まったようだ。

1891年、ベルリンのロベルト・コッホ研究所で学び、また彼自身結核に侵されたため、研究所を去り、フライブルク近郊の小さな町バーデンワイラーで開業した。小康を得たのか、研究者としての活動を再開し、ハイデルベルク大学の薬理学研究所に客員研究生として勤務した（1893〜94年）。1902〜08年には、「ジギタリス葉の効果」についての研究を行い、成果は雑誌に発表した。

1905年、ストラスブルク大学で心不全を有する患者にウワバインを投与し、治療に成功した。１９１４年、ハイデルベルク大学の教授となるが、第一次世界大戦が始まり、１９１４〜１８年の間軍医として従軍する。１９２８年、ハイデルベルク大学の名誉教授となる。１９３３年、ヒトラー率いるナチスの台頭とともに、ユダヤ人であった彼の医師としての活動は全面的に停止させられ、不遇のうちに１９３８年12月22日、ハイデルベルクで死去した（享年74歳）。

アフリカの聖人シュバイツァー

さて、フレンケルは、その人となりが篤実であり、診察も丁寧であったため、哲学者カール・ヤスパース、詩人ヘルマン・ヘッセなどもその患者であった。アフリカの聖人と呼ばれたシュバイツァーとの交流もあった。シュバイツァーは、フランス（旧ドイツ領）のアルザスで生まれ、ストラスブルク大学で神学、哲学を学び、さらに、１９０５年には医学部に入学している。この年、先輩フレンケルは心不全の患者にウワバインを静脈内に投与し、全世界を驚かせている。

当時、シュバイツァーは、アフリカの仏領コンゴのランバレーネで、医師として活躍中であった。夜は音楽を楽しむか、手紙を書くかなどで、アフリカの生活を静かに過ごしていた。リヴィングストンが最後までナイル川の水源と思いながらも確証が持てなかったのは、実はシュバイツァーが住んでいたランバレーネ近くを流れるコンゴ川の上流であった。

フレンケルは大学の後輩のシュバイツァーにウワバインのことで質問している。不思議な巡り合わせだと感心した。ある意味では、ウワバインは探検家リヴィングストンによりアフリカで発見され、化学者フレイザーにより分離され、臨床家フレンケルの手を経て、一躍有名になって故郷に錦を飾った、と言えるかもしれない。シュバイツァーは、住民あるいは彼の患者からストロファンツス・コンベのことを聞き、フレンケルに以下のような手紙を送っている。

矢毒でゾウ狩り

「ストロファンツス療法の父であるフレンケル先生へ（1937年8月12日、ランバレーネにて）。

この病院にはストロファンツスの種子があり、猟師が必要なときには渡しています。彼らは、種子を粉末にし、水でねばねばにし、粥状にし、矢尻に厚く塗りつけています。鳥やサルを捕獲する時は、木の下で、獲物が落ちてくるのを待ちます。矢が刺さると動物はすぐに弱りますが、サルの場合はまず嘔吐し、木から落下します。イノシシなどの大動物は、多数の矢を射ち込む必要があります。この矢毒でゾウ狩りも可能です」

さて、フレンケルが手紙の中で指摘している点であるが、彼はウワバインを動物実験でも人の治験でも使用した結果、毒性面から見るとさほど強力ではないことから、この程度のものを矢尻に塗ったぐらいで、狩猟が可能であろうかと首を傾げたようだ。繰り返すが、彼もクラーレの発見物語やその効果を十分に知っていた。アマゾン川流域の先住民が、矢毒として数世紀にわたり使用しているのである。英国の探検家ローリー卿によりヨーロッパに紹介され、各国でその効果が確認され、またクロード・ベルナールにより作用機序も解明されている。ウワバインも同じように、アフリカの先住民が長年矢毒として使用しており、一般の人々もその猛毒性を熟知している。

にもかかわらず、その世評どおりの効果が彼の手では確認できなかった。フレンケルでなくとも、疑問に思うのは当然である。もっとも、ストロファンチンは1回0・1ミリグラム／キログラムを静脈内に投与すると効果は注射後よりすぐに現れ、1時間で最高に達するとある（『南山堂医学大辞典』）。したがって、フレンケルの使用した用量は先住民が矢毒として使用している用量よりも遥かに少ない可能性があり、効果の発現が遅れたとも考えられる。

すべての物質は、毒物である。薬物と毒物を分けるのは、ただ用量のみである。

――パラケルスス

矢毒の成分

筆者もやはり、矢毒として使用されているワバヨやクラーレから純品に近い成分として取り出されたストロファンチンやd－ツボクラリンを使用して、薬理学の実習を行ったことがある。効果はより明らかに出るはずであるが、いずれの場合も、先住民がその毒性の速やかな発現から珍重している効果が発現しなかった。フレンケルとともに筆者も「なぜか薬物投与後の速やかな効果を確認できなかった」わけである。

考えられることは、天然産の矢毒は、きわめて多数の物質が混入しているので、他物質とウワバインやd－ツボクラリンの効果が相乗的に発現した可能性がある。クラーレの場合は、吹き矢に塗った毒物が矢から落ちないように、ある樹液と混ぜて、粘着性を持たせている。おそらく、ワバヨの場合も、矢尻に塗ったものが落ちないような工夫がなされていたのではなかろうか。植物抽出物それ自身に含有されている物質、あるいは、粘着用の物質などが各毒物の効果発現に大いに寄与しているのかもしれない。リヴィングストンは、矢が刺さると動物は90メートルも走らないうちに倒れる、と報告している。動物は矢を射ち込まれるや否や全力で逃げるであろう。動物の足の速さを、仮に90メートル／8～10秒とすると、矢毒の吸収は、皮下あるいは筋肉内から、遅くても10秒後には心臓に達していることになる。

走る標的

筆者が行った実験では、摘出したモルモットの心臓に直接ストロファンチンを適用すると、瞬く間に心臓の拍動は強まり、暫くすると、心臓は収縮位で心停止を引き起こした。この事実から考えると、フレンケルのいうように、矢が血管を傷つけ、毒物が一気に血流に乗り、ある程度高濃度の薬物が心臓に達して、初めてその効果が出るのかもしれない。しかし、狩猟時にいつもそのようなことが起きるのであろうか。矢の勢いが弱ければ、筋肉内にも入らず、皮下組織に留まる場合もあろう。矢毒で動物を捕獲した場合の矢の位置を知りたいものである。

アフリカの原野では、矢が刺さり、その痛みで野生動物は襲われたことを知るや、本能的に猛烈な勢いで逃走態勢に入ったであろう。当然ながら、骨格筋の血管は拡張し、血流は増加しているはずだ。矢の侵入により血管の負傷の有無は別としても、動物の走る速度に比例して、毒物が血流に入る率は大幅に上昇するであろう。とすれば、フレンケルの仮説は、ある程度説得力がありそうな気がする。

また、野生動物の場合、捕獲されることへの恐怖（つまり心理的効果）から、交感神経系、副腎髄質系がフル回転している環境下での薬物効果は、安静時とは大きく異なる可能性も一考の余地があろう。薬物の吸収とともに、薬物のターゲットの心臓も走っている時は正常時の2〜3倍以上の拍動数であると考えられるので、この心拍因子も考慮に入れるべきだ。

ともあれ、強心配糖体ジギタリスおよびウワバインの発見により、人類は心臓という生命維持に係わる臓器の低下した機能を亢進できるようになった。ジギタリス(主成分ジギドキシン)とウワバインの構造上の差異は、ステロイド部に結合するヒドロキシ基の数と、配位した糖の種類(D−ジギトキソースかL−ラムノースか)であり、この差異が、薬効発現の速度と持続に影響を与えているようだ。

さて、フレンケルは一体どのような環境の中で、心不全の患者の治療に、ウワバインを静脈内に注入するという画期的なアイデアを持ったのだろうか。メソポタミアにおける原始的な薬物治療(主として汚物薬)の開始以来6000年以上、薬は経口投与または直腸内に投与されてきた。薬物の非経口投与について、当時どの程度普及していたのかを見てみよう。

注射器の考案

1628年、ウィリアム・ハーヴェイが血液循環説を提唱し、輸血および血液内への薬物投与が可能となった。まず、英国のクリストファー・レンが中空の羽軸を球体に取り付けた装置を使用し、1656年、イヌに阿片を投与している（一説では、ガチョウの羽根の根幹部とブタの膀胱（ぼうこう）の組み合わせ）。しかし、その方法は汎用（はんよう）されなかった。その後、1661年、イタリアのマルチェロ・マルピーギが毛細血管を発見し、ハーヴェイの循環説を補強した。例えば、モルヒネの鎮痛効果が普及すると、多くの人がモルヒネの非経口投与を実施した。フランスのラファルグは、ランセット（瀉血（しゃけつ）用の小型のメス）の先にモルヒネを塗布し、皮内に刺入して、そのまま暫く放置し、効果の発現を待った。

また、1845年、ダブリンの医師フランシス・レインドは痛む神経めがけて、自家製の針で鎮痛薬（おそらくモルヒネ）を皮下投与している。

しかし、皮下注射の確立者として後世に名を残したのは、エディンバラの医師アレキサンダー・ウッド（1817～84）であった。1853年、ウッドはロンドンのファーガソンという楽器製造業者に注射器の作製を依頼し、以後その注射器の普遍的使用を熱心に提唱した。管楽器に使用する中空の細い金属管を使用して、注射針を案出したのであろう。彼は、患者の腕に薬物を注入し、素早い効果の発現と、また胃部の不快感を除去することに成功した。その後、皮下投与から、静脈内投与へと適用が拡大されたようだ。

ウワバインの静脈内投与

ジギタリスは、ウィザーリングによる発表以来、浮腫(ふしゅ)およびうっ血性心不全の患者に、強力な薬物として使用されていた。フレンケルもジギタリスの薬理効果を検討していた。しかし、内服による効果の発現は遅く、急性の心不全患者には適切とはいえず、投与後直ちに効果を発揮できる手段を模索していた。

ちょうどその頃、英国のトーマス・フレイザー(1841~1920)はアフリカの矢毒からウワバインを抽出した(1890年)。フレイザーは、西アフリカ産で、古来「裁きの豆」とされ試罪法による裁判に使用されていたカラバル豆から、フィゾスチグミンも抽出している。天然物化学の大家であったようだ。ウワバインは実験薬理学的解析から、ジギタリスより強力であることが判明した。矢毒の発見の経緯からも、ウワバインを非経口的に投与することにより、速やかに効果が発現することが期待された。

彼は、ウワバインが水溶性である利点を生かして、まずイヌの静脈内に注入した結果、薬物は副作用を発現することなく、安全であることが判明した。フレンケルは、その実験結果から、急性心疾患を有する患者にウワバインを静脈内に投与して、効果を得ることができると確信した。しかし、問題は患者での応用が可能か不可能かである。バーデンワイラー湯治場の一介の無名の開業医が、有効性が確立されて以来、1

00年以上も経口投与されてきたジギタリスの代替物を静脈内に投与しようというのだ。まず、多くの医師はウワバインの猛毒性を知っているはずなので、「患者の心臓が停止したら、どうするのだ」と簡単に拒絶されたであろう。しかし、幸運の女神はフレンケルの提案をあっさりと受理した。運はつく時はつくようで、ウワバインの投薬に理解のある医師に巡り合った。

臨床医クレール

ストラスブール大学の内科の医局長ルードルフ・クレールは、フレンケルの話を聞くや、ただ一言、「Ja!」といった。つまり、「いいですよ」である。フレンケルは、終生この言葉を忘れることがなかったといっている。また、シュミーデベルク教授も了承した。教授は、フレンケルのハイデルベルクの薬理学研究所におけるジギタリスの研究成果を知っており、信頼していたのであろう。クレールの助手ゲオルク・シュヴァルツの立ち会いの下で、ベーリンガー社製ウワバイン（商品名コンベチン）が最初の患者の静脈内に投与された（1905年）。結果は上々で、急性心不全の患者の治療は大成功であった。1906年、症例が23例に達したところでミュンヘンの内科学会で報告した。この治療法は、現在まで使用されており、多くの患者の命を救った。もっとも、最近では静脈内投与が可能なジギタリス製剤が開発されたせいか、ウワバインは薬理の教科書からも、また臨床の場からも次第に忘れ去られようとしている。

シュミーデベルク

1632年、スウェーデンのグスタフ二世により、エストニアにドルパト大学(現タルトゥ大学)が設立された。この大学の化学教授カール・シュミット(1822〜94)は、1840年頃コレラの流行時に患者の血液を分析し、酸塩基平衡に興味を持った。その学灯は、弟子のシュミーデベルクにより受け継がれた。

1877年、シュミーデベルクと共同実験したフリードリッヒ・ワルター(1850〜1901引退)は、「動物の臓器における酸の作用に関する研究」という主題で学位論文を書き、博士の称号を得た。生涯唯一の論文であったが、その論文は高く評価されている。ただし、論文そのものはシュミーデベルクが書いたといわれている。論文には、共著者としてのシュミーデベルクの名前はないが、弟子の仕事に名前は入れないというのがモットーであったとか。

ワルターの発見に刺激された、ケーニッヒスベルク大学の内科医ベルンハルト・ナウニン(1839〜1925)は、有機酸によるアシドーシスが糖尿病性昏睡(こんすい)の原因であることを解明した。日本の薬理学を立ち上げた学者たち(高橋順太郎、森島庫太(くらた)、林春雄)も、シュミーデベルクの研究室で多くを学んできた。

興味深いことに、シュミーデベルクは、1871年にアンモニアをネコの静脈内に投与し、尿中におけるアルカリ化の有無を検討している。そして、アンモニアの投与にもかかわらず、尿中のアルカリ化は起きないことを発見していた。このように動物実験では、静脈内投与は一般に行われていたようである。フレンケルがウワバインをイヌの静脈内に投与し、次に患者への投与に進んだのは、これらの実験で自信を持ったからであろう。彼はウワバインを筋肉内にも投与しているが、効果は1時間後に発現し、また局所の痛みを発現したようで、静脈内投与に切り替えたのかもしれない。

墓碑銘

フレンケルは、ユダヤ人であったばかりに、最晩年は不遇であった。1938年は、ナチスのホロコーストが一段と厳しくなった時であり、医師としての活躍は停止させられたが、強制収容所に送られる前に亡くなったのは、彼にとっては幸運であったかもしれない。いずれにせよ、ハイデルベルクの墓地にある墓碑銘には、たった3語が刻み込まれている。「アルバート・フレンケル・医師」と。ウェストミンスター寺院に眠るリヴィングストンの墓碑銘は長く、彼の功績をしっかりと称(たた)えているが、ウワバインを最初に臨床に応用したフレンケルの墓碑銘としては、簡素すぎるような気がする。ユダヤ人を迫害するヒトラーに対する反抗が籠(こ)められているような気もする。

フレンケルが亡くなった翌年の1939年には、同じユダヤ人であったフロイトが、亡命先の英国でがんのために亡くなっている。フレンケル、レーヴィ、フロイト、クノールと薬理学に多大な貢献をした人々が、ナチス・ドイツの下で受難したことは、実に残念なことであった。

◎参考文献

ハロルド・バーン『くすりと人間』(高木敬次郎、粕谷豊訳) 岩波書店 (1965)
マーシア・ウィリス『図説　探検の世界史7　南米の謎をさぐる』(大貫良夫訳) 集英社 (1975)
エルスペス・ハクスレー『図説　探検の世界史11　ナイルの彼方へ』(長島信宏訳) 集英社 (1975)
エルスペス・ハクスレー『リヴィングストン』(中村能三訳) 草思社 (1979)
ノーマン・テイラー『世界を変えた薬用植物』(難波恒雄、難波洋子訳注) 創元社 (1972)
岡田稔他編、三橋博監修『原色牧野和漢薬草大図鑑』北隆館 (1988)
ポール・アストラップ、ジョン・セバリングハウス『生理学の夜明け』(吉矢生人、森隆比古訳) 真興交易医書出版部 (1989)

Ｈ・Ｍ・スタンリー『緑の魔界の探検者』（仙名紀訳）小学館（１９９５）
川崎寿彦『森のイングランド』平凡社（１９９７）
フレデリック・Ｆ・カートライト『歴史を変えた病』（倉俣トーマス旭、小林武夫訳）法政大学出版局（１９９６）
「先駆者の勇気に応えたい――テルモ医療のエピソード集」テルモ（１９８１）
マーティン・ブース『阿片』（田中昌太郎訳）中央公論社（１９９８）
『スーパー・ニッポニカ』小学館（２００２）
Ｊ・Ｍ・Ｄ・オルムステド、Ｅ・Ｈ・オルムステド『クロード・ベルナール　現代医学の先駆者』（黒島晨汎訳）文光堂（１９８７）

第7章　血液凝固阻止薬*の発見

ヘパリン物語

ジョンズ・ホプキンス大学

ジョンズ・ホプキンス大学（以下JH大学と略）と附属病院は、メリーランド州ボルチモアの実業家ジョンズ・ホプキンス（1795〜1873）の遺産700万ドルの寄付により、1876年に研究大学院大学として設立された。南北戦争（1861〜65年）が終結して、10年余のことであった。ホプキンスの遺言の条項に、病院を医学部の一部とし、病気の治療に当たるばかりでなく、研究機関とする、とあった。

大学の評価はまず、教授陣の学問的、また人格的な高さに比例するのは、古今東西同じであろう。加えて、教育制度が魅力的に制定されているならば、一流の大学と呼ばれ、学生が集まって当然である。新設早々から、潤沢な資金と若手教授陣を迎えて、一気にこのJH大学は有名になった。しかし、その優秀さが、140年余も続き、全米一の医学部といわれているのには、驚くとともに、敬意を表したくなる。

ジョンズ・ホプキンスの遺志を受けたダニエル・ギルマン総長ら当事者は、広く人材を募り、以下の教授陣が順次着任した。内科にはウィリアム・B・オスラー（1849～1919）、外科にはウィリアム・S・ホルステッド（1852～1922）、産婦人科にハワード・A・ケリー（1858～1943）、病理学にはウィリアム・H・ウェルチ（1850～1934）などの若手教授が着任し、1889年病院が開院した。基礎では、薬理学にはジョン・J・エーベル（1857～1938）、生理学にはウィリアム・H・ハウエル（1886～1945）も就任した。ハウエル（着任当時33歳）が著した教科書『生理学』は全米の医学部で使用された名著であり、改訂を続けた。

＊抗凝固薬は、血液が凝固するのに必要な時間を遅らせる作用をもつ薬剤であり、血栓症を予防する目的で用いられる。代表的な薬剤としては、ヘパリンと、クマリン系またはインダンジオン系のいわゆる経口抗凝血薬（ワルファリンカリウムが最も広く用いられている）がある。ヘパリンは即効性で原則として静脈注射または皮下注射により用いられる。一方経口抗凝血薬は、経口的に投与され、遅効性であるが持続的に安定した抗凝固作用をもっている。その作用機序は、ビタミンKと拮抗(きっこう)し、プロトロンビン、第Ⅶ因子、第Ⅸ因子、第Ⅹ因子の各凝固因子の産生を低下させることである。（『南山堂医学大辞典』）

西から来た医学生

1915年の秋、ハウエルに一人の学生から電話があった。ハウエルの専門は血液学で、特に血液の凝固系に関する研究では第一人者であった。学生の名前はジェイ・マクリーンといった。学生といっても、翌年から2年生になる転入学予定者であった。彼は、サンフランシスコ出身で、ハウエルの生理学の教科書に感激して、JH大学の入学試験を受けた。不合格の通知が来たが、向学心やみ難く、ボルチモアに向かって汽車に乗った。汽車といっても、1869年に完成した大陸横断鉄道であり、乗り換えなどを入れると1週間近くの長旅であったろう。

突然訪ねて来たマクリーンに大学関係者は驚いたが、たまたま一人欠員が出たので、急遽（きゅうきょ）入学許可が下りた。マクリーンは、「将来外科医になるつもりだが、生理学の基礎も身につけておきたいので、先生の下で1年間是非勉強させてほしい」といった。意気を感じたのか、ハウエルは研究生となることを了承し、脳に存在する血液凝固物質の粗セファリン（ホスファチジルエタノールアミン）からのセファリンの単離・精製という研究テーマを与えた。さらに実験助手を一人付けてくれた。当時、ハウエル研究室では、その凝固作用がセファリン単独の作用か、あるいは夾雑物（きょうざつぶつ）のせいかが不明であった。

肝臓から得られたリン脂質

ともあれ、マクリーンは、早速教授から指示された粗製の組織トロンボプラスチンからセファリンの単離を行った。土曜、日曜なしの努力の結果、セファリンの純結晶を取り出すことに成功し、また血液凝固促進作用を確認した。文献を調べたところ、ドイツのエルランドセンとバスコフは、心臓と肝臓からリン脂質を取り出し、その物質はマクリーンが脳から抽出を試みている物質と同じと考えられた。心臓から得られた物質にはクオリン、肝臓から得られた物質にはヘパロフォスファチドと命名されていた。マクリーンは脳、心臓、肝臓からの抽出物の血液凝固力の強さと作用の持続時間を検討した。その結果、何と肝臓から得られた物質のみは、血液凝固作用が消失するだけでなく、逆に血液凝固を阻止することに気付いた。つまり、血液は凝固するどころか、いつまで経っても凝固しなかったのである。

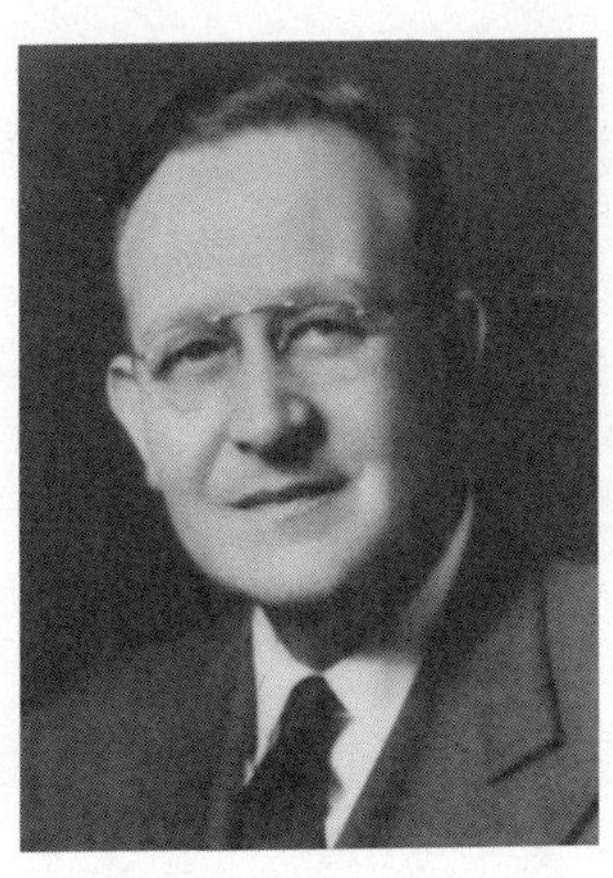

ジェイ・マクリーン

ハウエル教授の机上のビーカー

ハウエルは当時、顕微鏡を使用して

フィブリンの形態学的観察を行っていた。

マクリーンは十分に再現性を確認した後、教授室に出かけ、イヌ肝臓抽出物の中には、血液の凝固を阻止する物質（アンチトロンビン）が存在すると報告した。その顔には、何か誇らしげな表情が浮かんでいたのではなかろうか。教授は未熟なマクリーンが実験操作を間違えたのだろうと思った。

そこで、マクリーンはネコの血液に肝臓抽出物を入れたビーカーを教授の実験机に置き、血液の性状を観察してもらった。血液は凝固しなかった。ハウエルも、目前の事実から、イヌの肝臓には血液凝固の抑制因子があることに納得した。イヌの静脈内にも投与したが、血液凝固は発現しなかった。この新規の物質は試験管内でも、生体内でも、凝固を抑制できることが実証された。後に、この物質は硫黄を含んだ多糖類と判明し、アンチトロンビンと結合して、アンチトロンビンの作用を亢進することが判明した。ただし、この物質は血液中には少なく、血管周辺細胞、肥満細胞などに含まれ、リポタンパクリパーゼの活性亢進作用が主作用と理解されている。

1年は早い。マクリーンは医学生となり、ハウエルの研究室から離れていった。

独創的な仕事は一人で

今から考えると不思議だが、マクリーンはカリフォルニア大学で3年間の医学進学コースをすませただけの勉強しかしていない。しかし、プロトコールの立て方、文献の蒐集（しゅうしゅう）、実験結果に対する鋭い考察力など、十分に訓練された博士課程の院生と同程度かそれ以上の実力を持っている。しかも、たった1年の間に行った実験で、実に見事なペースで研究を進めている。

実験助手は相談相手にはならない。マクリーンに東部の大学を勧めたのは、彼の従兄（いとこ）ハーバート・エバンス（JH大学の助教授）であったという。また外科医になるならばまず生理学を学ぶことを勧めたのもエバンスであった。しかし、マクリーンと入れ違いに、カリフォルニア大学の解剖（かいぼう）学教授として赴任しており、研究の相談相手にはなれなかった。後にエバンスは内分泌学者として大成した。もっとも、年長で優秀な従兄に相談しながら、実験を進めていたならば、マクリーンはヘパリンを発見できなかったかもしれない。ハウエルと同じく、エバンスも生体内の血液凝固抑制因子の存在に懐疑的であったならば、マクリーンも諦（あきら）めたかもしれない。一人で、こつこつと研究を進めたからこそ大発見をしたと思われる。

誰とも与（くみ）せず、一人で考えごとをする人で、もし考えが間違っていたらかれは単なる変人です。しかし、考えが正しかったら天才と言われます。

――ウィリアム・J・メイヨー

マクリーンは、1916年、1年間の研究成果を論文にまとめ、単独名で生理学雑誌に掲載している。題目は「セファリンの血栓形成作用について」で、血液凝固抑制因子には全く触れていない。おそらく、この新発見を発表するには時期尚早と考えたハウエルの指示と考えられる。40年後に「ヘパリンの発見」と題した総説を雑誌に投稿し、その時の経緯を詳細に記載している。

ハウエルの報告

マクリーンが医学部の学生になった後、ハウエル単独名で、「血液の凝固」という題目で1916~17年に論文を発表した。翌年、ハウエルは共同研究者エメット・ホルトと一緒にマクリーンの新発見を検討し、その結果はハウエルとホルトの連名で報告した。論文の題目は「血液凝固に関する新規な2因子、ヘパリンとプロアンチトロンビン」であった。論文の論旨は、血液中には、アンチトロンビンの前駆物資ともいうべき、プロアンチトロンビンとヘパリン(heparin)があり、ヘパリンの作用で、アンチトロンビンが産生される。したがって、血管内での血液の凝固が阻止されるということであった。ヘパリンという言葉が初めて世の中に知られるようになった。

ヘパリンの語源であるが、イヌの「肝臓(ギリシャ語でhepar)」からの抽出物という意味である。本来、このヘパリンの発見者はマクリーンであるので、論文にも名前が入っても当然と考えられるが、ハウエルは論文の序文でヘパリンは研究室のマクリーンが発見したとのみ簡単に記した。

ともあれ、マクリーンの発見は、まさにセレンディピティであった。彼は血液の凝固抑制因子を探していたのではなく、教授の指示どおり、凝固促進因子の単離に力を注いでいたのだ。当時、血友病の原因は全く不明であったので、ハウエルは、この肝臓中に存在するヘパリンの生成過剰が血友病の原因ではないかと、論文の考察の最後に記している。

怪僧ラスプーチン

ミハイル・ロマノフ（1596〜1645）により創始され、ピョートル大帝の代に、サンクトペテルブルクを首都にして、ロシアの大地に君臨したロマノフ王朝（1613〜1917年）も、18代ニコライ二世の代でその豪華絢爛な王朝の幕を閉じた。皇帝には継嗣として皇太子アレクセイがいたが、彼は、その母アレキサンドラが英国のヴィクトリア女王の家系であり、女王の遺伝子を受け継いで血友病であった。

王朝の継続を熱望する皇帝および皇后には、皇太子の病気は苦悩の種であった。ありとあらゆる手を尽くしたが、当時、血友病の治療は不可能とされていた。ちょっとした怪我からでも生命が危険にさらされる。その頃、一人の旅の修道僧グリゴリー・

ラスプーチン（1871?～1916）が飄然とサンクトペテルブルクに立ち寄り、人々の病を治して、名を上げていた。その話は、皇帝夫妻の耳にも入った。直ちに、僧は宮廷に招かれ、皇太子の治療が依頼された。僧はこの血友病を祈禱と持参したくすり（薬草?）で治療し、皇太子の病状は改善された。

今日、血友病は2つの血液凝固因子（第8、第9凝固因子）の遺伝的欠乏および突然変異であることが判明している。血友病は、この欠けた凝固因子製剤を体内に注入することにより、治療可能となった。あらためて、科学の発展が急がれるのが理解できる。ラスプーチンの秘薬は、第8、第9因子から下流の凝固因子を賦活したのか、あるいは2つの因子に匹敵する物質を含んでいたのかもしれない。

この奇跡ともいえる施術により、ラスプーチンは皇帝一家、特に皇后の寵愛を受けた。そのため政治にも容喙し、貴族の反感を買ったあげく無惨な姿でネヴァ川に浮かんだ。皇帝一家はロシア革命の勃発とともに逮捕され、1918年、全員処刑された。

過年、サンクトペテルブルクで開催された学会に参加した時、ネフスキー通りにある蠟人形館に入った。ロシア語での説明であったが、恐ろしげな姿のラスプーチンも飾られていた。血友病に悩むロシア皇帝の一家、新たに発見されたヘパリンが血友病の原因ではと推測する米国の学者、これら二つの別々の出来事が、まさに同じ年代であったことに驚いたものである。

チャールズ・ベスト

１９２１年、カナダのフレデリック・バンチング（１８９１〜１９４１）とチャールズ・ベスト（１８９９〜１９７８）はイヌの膵臓（すいぞう）からインスリンを取り出すことに成功し、糖尿病治療に画期的な貢献をした（当時バンチング30歳、ベスト20歳）。

バンチングはノーベル賞を受賞したが、ベストには賞は与えられなかった。賞の委員会はベストをバンチングの助手と考えたのであろう。ともあれ、この若いベストはインスリンの研究が一段落した後、英国のヘンリー・デール（１８７５〜１９６８）の研究室へ留学し、ヒスタミンの研究を実施した。その時、使用していた実験動物の血液が凝固することに困っていた。ベストの実験がどのようなものであったかは不明だが、おそらく血管内にガラス管を挿入し、血圧でも測定していたのではなかろうか。

ベストは英国から帰国後、１９２９年、マクラウド教授の後任として生理学教室を主宰し、今度はヘパリンの精製に全力をあげた。彼は、研究室のアーサー・F・チャールズ（１９０５〜７２）とデヴィット・A・スコット（１８９２〜１９７１）にヘパリンの精製・分離を指示した。二人は、イヌの肝臓では十分な量のヘパリンが分離できないので、ウシの肝臓から抽出することを考えた。しかしウシの肝臓は高価であるので、肺と小腸からヘパリンを分離・精製した。そのヘパリンは臨床で効果と安全性が確認された。さらに改良されて、今日に至っている。

しかし、ベストらのグループにより精製されたヘパリンは生体内に投与した時にも、血液を凝固させない作用をもつことが確認されると、1939年、静脈血栓の予防と治療に使用されるようになった。以来、輸血時における血液凝固を予防することが容易となった。

ヘパリン発見の意義

それまでは、ベルギーのアルベール・ユスタンなどが、1914年に発見したクエン酸ナトリウム法が、使用されていた。これは、採取した血液にクエン酸ナトリウムを付加することによりカルシウムを除去して、直ちに輸血する方法である。それ以前の血管吻合(ふんごう)による直接輸血から、一時的に血管外に出す間接輸血にはなっていた。しかし、クエン酸ナトリウム入り血液の生体への輸血は、血中カルシウム量が減少するために、安全な方法とは考えられていなかった。さらに、第二次世界大戦が勃発し、戦傷による血液を補給するためには、保存した血液が大量に必要となったのである。ヒトラーが、チェコスロヴァキア、ポーランドへ侵攻した1939年は、まさにこのヘパリンの臨床での応用が開始された時であった。以後、人工腎臓(じんぞう)、人工心肺、血管縫合など次々と新しい術式が進展するに従い、ヘパリンの需要が増え始めた。現在へパリンよりいっそう副作用の少ない低分子ヘパリンが人工心肺や血液透析には不可欠な薬物となっている。

一方、ヘパリンが過量投与された場合、出血の危険性があるが、硫酸プロタミンの注入で効果が減少することが判明した。この薬物はインスリンの作用時間を延長する物質として知られていたので、ヘパリンの作用時間の延長を期待して併用された。しかし、予期しないことに、延長ではなく、効果の短縮が起きたので、血液透析などの治療では都合のよい薬物となった。つまり、ヘパリンの作用が強すぎる場合、硫酸プロタミンで容易に中和できる。認知されるまでに時間がかかったが、ハウエル研究室でのヘパリンの発見は、新設医科大学における業績の中でも、傑出した研究成果であったと推測される。

さて、わがマクリーンは、ヘパリンを発見後、どのような人生模様を織りなしたのであろうか。JH大学卒、ホルステッド門下の外科医、栄光に包まれて、幸福な一生を終えたのであろうか。西部の片田舎から東部に出て、医学者としてアメリカン・ドリームは達成できたのであろうか。

ラムの回想

デトロイトにあるヘンリー・フォード病院の外科医、コンラッド・R・ラムはマクリーンの伝記『The Strange Story of Jay McLean, the Discoverer of Heparin』を病院の雑誌に寄稿している。１９８５年のことであり、１９５７年のマクリーンの死後、28年程度が経過している。

この題を見ると、マクリーンのヘパリンの発見後の生活にはかなり奇妙なところがあったようだ。結論を先にいうと、ヘパリンの発見で不朽ともいえる業績を挙げ、また米国でも最高の医学部の卒業生ではあったが、残念ながら、医師として「陽の当たる坂道」を上れなかったようだ。以下、ラムの随想に従って、マクリーンの生涯を辿り、何が「strange」であったかを考えてみた。若い頃の逞しいアルバイト経験や向学心の強さなどを考えると、実社会での少々の荒波くらいには負けなかったはずだ。

マクリーンの生い立ち

マクリーンは１８９０年にサンフランシスコで生まれている。幼くして外科医であった父親を亡くし、暫くして母は再婚し、義父もマクリーンの気持ちを十分に理解できなかったようだ。経済的理由から、義父はマクリーンがカリフォルニア大学医学部に進学することをしきりに勧めたが、マクリーンの東部ボルチモアに新設されたＪＨ大学への進学熱は冷めなかった。義父からの学費援助を期待できないので、彼はゴールドラッシュに沸く金鉱や油田などでアルバイトし、旅費と学費の一部を貯めて、ボルチモア行きの列車の切符を買った。目標はハッキリしていた。JH大学の教授で、生理学の教科書で有名であったハウエルの下で生理学を研究することであった。希望は叶(かな)って、ハウエルの研究室で、1年間研究することができた。

昼食時になると、ハウエルを囲んで、職員、研究生たちが談笑しながら食事をとっていた。しかし、マクリーンはその中に呼ばれなかった。炭鉱夫、用心棒などの肉体労働の荒い現場での生活習慣などは、東部の都会的センスを持っている周囲のエリートたちには粗野で田舎者的な印象を与えた可能性がある。両者ともに、交わす会話の次元に違いを感じたという。ただ、脳外科医のハーヴェイ・クッシングだけはマクリーンに好意を寄せていた。クッシングの包容力はつとに有名だが、マクリーンに対しても、ヘパリン発見に関してだと思うが、激励と賞賛の手紙を送ったと思われる。

応用不明の発見

ともあれ、研究室における孤立した立場から、少し鬱屈(うっくつ)した思いが、ヘパリンの発見へと駆り立てたのかもしれない。教授から与えられたセファリンの単離という仕事は、4ヵ月で片付けている。さらに、イヌの肝臓には血液凝固を抑制する物質が存在するという新事実を見つけたのだ。ヘパリンの発見から、わずか数年後になるが、ベストとバンチングによるイヌの膵臓からのインスリン単離（1921年）は、その意義が直ちに評価され、1923年のノーベル賞に選ばれた。当時、人工心肺、血液透析、心臓外科などが進んで、クエン酸ナトリウム以外の血液凝固抑制物質が待望されていたならば、ヘパリン発見の意義は高く評価され、臨床応用のために企業や研究者は精製に全力を挙げていたかもしれない。残念ながら、ヘパリンの発見は少し時代を先行していた。その臨床での有用性が理解されなかったため精製が遅れたのである。

卒業後の遍歴

学部の基礎課程を終了するや、マクリーンは高名なホルステッドの下で外科学を5年間修得し、彼のスタッフになった。1921年の同期生との写真があるが、堂々とした様子である。1924年、カリフォルニアに戻り、大学病院の外科医として勤務した。次に、コロンバスに移動し、オハイオ州立大学の実験外科の助教授となったが、無給であった。1927〜39年の12年間は、コーネル大学の病理学教授ジェイムズ・ユーイングの下で、病理学を学んでいる。外科医として5年間修業し、その後12年もの長い間病理学に従事するなど普通の常識では考えられないと、総説を書いたラムは記述している。

当時の米国では、1929年に大恐慌が始まり、全土に広がっている。失業者の数は1300万人に上ったと記録にある。マクリーンもその影響を受けた可能性が考えられる。病理学を暫くの間勉強する予定が、大恐慌で病理学教室を去ることができなくなったのではないか。その後、南米ブエノスアイレス、フランスのサルペトリエール、ライプチヒの聖ヤコブ病院で勤務したと記録にある。

１９３８年、ベスト率いるカナダの研究者によりヘパリンが精製され、１９３９年、レダリー社から製剤が発売され、臨床適応が開始された。その時、マクリーンは、ラムやベストに手紙を出し、ヘパリン関連の文献をまとめる希望を伝え、さらに就職の依頼をした。１９４３年、ヘンリー・フォード病院のロイ・マクルーア博士への手紙では、かつての師ハウエルに対する悪感情を漏らしている。彼がヘパリンを発見した後、ハウエルは研究室を挙げて、ヘパリンを精製すべきであったのに、カナダやスウェーデンなどの外国の学者がヘパリンを精製したのはハウエルたちの怠慢だと述べた。その後、１９４９年、彼が59歳になった時、ジョージア州サバンナで放射線治療の主任医師として採用された。そして8年後にその地でこの世を去った。おそらく、穏やかな南部で、また南部特有のホスピタリティの中で、彼は安住の地を見いだしたのではなかろうか、とラムは推察している。

地図で、サバンナを見ると、南部ジョージア州の海浜の町で、アトランタが一番近い都市のようであった。学生時代を過ごしたボルチモアからは比較的近いが、故郷サンフランシスコからは、遥かに遠い場所にあった。大西洋の海を見ながら、故郷やボルチモアの海に対して望郷の念に駆られたことはなかっただろうか。

マーガレット・ミッチェル原作『風と共に去りぬ』が映画化され、空前のヒット作となった1939年、ヘパリンが臨床でその有用性を発揮し始め、マクリーンの名前が関係者の間で再評価され始めた。マクリーンはすでに50歳を超えているにもかかわらず、デトロイト辺りで、彼の論文の別刷を請求する人を頼りに職を探していた時だ。「尾羽打ち枯らす」という言葉があるが、まさにマクリーンにとっては落ちるところまで落ちた時で、映画を楽しむ気分ではなかったであろう。トロントのベストも、ヘパリンの発見者として論文などではマクリーンの偉業を称えているが、彼が面会に出かけると、都合をつけて避けている。「敬して遠ざけた」こともあったようだ。

若い頃のマクリーンの向学心に溢れた一途な行動は、何事かをやり遂げ、医学の歴史に名を残すような感じを与える。マクリーンが、発展が期待されるサンフランシスコにいたら、父親同様に外科医としての道が順調に開かれ、地域では高名な外科医として、豊かで、立派な家族の長として、名誉に包まれた生涯が送れたであろう。叔父は、カリフォルニア大学の外科の教授をし、従兄は解剖学の教授だ。

「ヘパリンの発見者は、マクリーンではなく、ハウエルと協力者である」と巷間ではいわれていた。カナダの内分泌医ハンス・セリエ（1907〜82）は、コロンブスの米国発見を例として、「発見」に関して一文を草している。L・B・ジャックスは、マクリーンの業績に関して、セリエ説を採り入れて、「マクリーンがヘパリンを発見した（それ以上でもそれ以下でもない）」と簡潔にまとめている。マクリーンがこの世を去って6年後、ニューヨーク科学アカデミーは、JH大学にマクリーンがハウエルと共同でヘパリンを発見した業績を称える銘板を送った。

ラムは伝記の締めくくりにこう記している。「マクリーンが生きている間に運命の女神が彼に微笑みを投げかけたならば、私はどんなに嬉しかったことであろう」。筆者も、ノーベル賞でなくてもよい、何らかの医学賞と副賞くらいは贈呈しても当然だろう——と思った。

栄光は、我らが灰になったあとでやってくる。

——マルティアリス（ローマの詩人）

マクリーンは、学業を終え、故郷に戻ったが、それからの彼の一所不住ぶりには驚かされる。外科を5年間専攻しながら、病理学を12年間学び、再び放射線を使用する治療医となり、外科とは無縁の世界を歩いている。

ヘパリンの特許

不思議なことに、ヘパリンが精製され、臨床応用が可能になった時点でも、特許料のことに関しての風聞はない。マクリーンも、ハウェルも、彼らの近くにいた人たちは、ヘパリンが臨床で有用になることが全く予測できなかったため、特許権に関する争いが起きなかったのであろう。特許が保護される期間もとうに過ぎていた。人類のために、大いなる貢献をしたのならば、ささやかながらも報酬があってもよかったのではなかろうか。

1900年初頭における高峰譲吉（1854〜1922）とジョン・J・エーベルとの間で繰り広げられた副腎髄質ホルモンの発見の先取権の争いに関しては、マクリーンも十分に知っていたはずだ。というのは、JH大学のマクリーンの研究室の上階にエーベルの研究室があったのだ。その上、マクリーンの実験操作で発する臭気（魚臭？）が上階まで上がるので、上からたびたび注意を受けていたと記録にある。

高峰が特許を先に申請後、論文発表をしたのに対し、エーベルは論文を先に報告したことから、多くの人は、特に米国人は、副腎髄質ホルモン（エーベルが命名したエピネフリン）はエーベルの発見であるとした。したがって、学術論文ではエピネフリンという名前で統一し、高峰らの命名したアドレナリンは米国では無視された。100年余の長い歳月が経ち、2006年に発行された「第十五改正日本薬局方」では、アドレナリンという名前が日本では正式な名前となった。また「上中ノート」（高峰の助手の上中啓三による）の存在がわかり、アドレナリンは間違いなく高峰、上中が最初に発見したことが認められた。なお、エーベルは米国における薬理学の父として、薬理学の発展に寄与した。

『第十五改正日本薬局方解説書』（廣川書店）の適用には、「汎発性血管内血液凝固症候群の治療、血液透析、人工心肺、その他の体外循環装置使用時の血液凝固の防止、血管カテーテル挿入時の血液凝固の防止、輸血及び血液検査の際の血液凝固の阻止、血栓・塞栓症（静脈血栓症、心筋梗塞症など）の治療及び予防に用いる」と記載されている。これだけ広範囲に医療の現場で使用されているのだ。ヘパリンの発見者マクリーンやハウエルの業績は、先の銘板だけではなく、ＪＨ大学のキャンパスの一角に銅像が建てられるくらいに評価されても当然のような気がする。

ワルファリン物語

米国北部を襲った天災

１９８６年、牛海綿状脳症（ＢＳＥ）というウシの奇病が英国で発見されてから、はや40年近い歳月が流れている。ＢＳＥプリオンという病原体がウシに感染し、そのウシの脳、脊髄などを原料とした餌を他のウシに与えたことで、ＢＳＥの感染が広がった。当時英国では多数のウシが処分され、ドイツ、フランスでも、ＢＳＥが発見された農場では全頭淘汰が実施され、被害は深刻であったと報道された。
　ウシの受難ともいえるBSEの被害から思い出されるのは、かつて北米大陸の一部（米国のノースダコタ州、カナダのアルバータ州など）で発生したウシの出血性死のことである。米国の大恐慌（1929〜33年）を挟んだ約15年間のことである。家畜、特にウシを養育して、酪農業で生計を立てていた農家にとっては、壊滅的ともいえる悲劇が起きた。

「捜索者」

　ジョン・ウェイン主演の西部劇映画『捜索者』の中で、開拓者の村から1頭のウシが盗まれる。先住民の仕業と考えた人々はすぐに馬に乗り捜索に出る。村から相当離れた地点に来た時、彼らは盗まれたウシの死体を発見する。鳥の羽根飾りが付いた槍が1本突き刺さっていた。先住民はウシを食肉として盗んだのではなかった。ウシは囮で、村から男たちを引き離すために盗んだだけであった。意味を理解した人々はすぐに村へ引き返した。村には老いた村長と女性や子供しか残っていない。予想どおり、男たちが村に着いた時には村は焼かれ、女たちは連れ去られていた。たった1頭がいなくなっても、村の男たちは捜索に出る。そのくらいウシは大切な家畜であった。
　この大事な家畜が原因不明で、次々と倒れていくとすれば、飼い主の心中は察してあまりある。相手が単にウシ泥棒であれば、仲間を誘うなり、近くに駐屯する騎兵隊に応援を依頼することも可能であろう。残念ながら、相手が見えない。家族の一員ともいうべき大事なウシが次々と血を流しながら倒れていくのだ。ウシの持ち主一家はまさに呆然自失であったろう。そんな折、せっぱ詰まった一人の農民が助けを求めて、州都へ出かけた。残念ながら、その農民は何ら援助を得ることはできなかったのだが、このことが結果的にウシの出血死問題解決のブレークスルーとなった。以下、文献をたどりながら、厳寒の北米の空に思いを馳せてみよう。

スイートクローバー

グッドマン・ギルマンの『薬理書』を読むと、以下のような記載がある。「スイートクローバーは、痩せた土地でも繁茂し、サイロに貯蔵してトウモロコシの代わりになったので、今世紀の初めダコタ高原とカナダで栽培された」。

1924年、カナダの獣医師フランク・W・シェフィールドは、1920〜21年に突如として発生したウシの出血死は、伝染病ではなく、サイロ内に貯蔵されたスイートクローバーの腐敗した干し草か、嫌気発酵した飼料を摂ったのが原因であると報告した。最初は、ウシの角切や去勢などの外科手術をしていた時に異常な出血が起きたために、獣医師たちの注目を浴びていた。コロラドのある農民は、スイートクローバーで飼育した80頭のウシの角切をしたが、65頭が数日内に死亡したことを報告した。同じく腐敗したスイートクローバーで飼育されたウシから生まれた仔ウシは28時間後に死亡した。「黒い足」と呼ばれる敗血症の一種と考えられていた。

1931年、ノースダコタ州の獣医師リー・M・ロデリックは、このウシの出血は、全身性で、脳では側脳室、膀胱(ぼうこう)粘膜、長骨の骨髄部、また皮下、筋膜内で著明であることを報告した。これらのウシでは、血液凝固因子であるプロトロンビンが極端に欠乏していたため、飼料の変更、または正常なウシの血液を輸血することにより回復した。一般には、腐敗した餌を摂食後、15日目頃より凝固系が障害され、出血が始まり、大量の内臓出血が起きて、30〜50日目に死亡することが判明した。

吹雪の土曜日

1933年2月のある土曜日の午後、農民エド・カールソンは、飼っているウシが次々と死んでいくという窮状を打開するために、ウィスコンシン州のディアパークの自宅から州都マディソンの農業試験場に向かった。トラックの荷台には、死んだウシ1頭、腐敗したスイートクローバーの干し草約100ポンド、ウシから採取した血液を入れた牛乳缶を積んでいた。彼は、今まで数年間スイートクローバーでウシを飼育してきたが、問題は全くなかった。したがって、今回のウシの病気の原因が腐敗した飼料によるとは信じられなかった。原因は飼料以外にあると考え、専門家の意見を聞くために車を駆った。

農業試験場までは約300キロメートルあり、当日は吹雪で、摂氏0℃近い気温であった。当時、舗装も十分でないであろう田舎道を、仮に時速40〜50キロメートルで走ったとしても、6〜7時間はかかる。やっと辿り着いた試験場は、土曜日のため門は閉じられていた。全財産ともいうべきウシが死んでいくのだ。特に、前日の金曜日に2頭の仔ウシが死んだので、パニックになったカールソンにはカレンダーを見る余裕がなかった。土曜日、役所は休みなど、全く頭に浮かばなかったに違いない。

藁にもすがる思いで、試験場の近くを回り、やっと見つけた農学部の生化学教室の人に話を聞いてもらった。研究室には、教授のカール・P・リンク（1901〜78）、学生と研究生E・W・ショーフェルがいた。リンクは、トラックに積まれたものを見せられたかもしれないが、試験場の人でもない二人にはなすすべがなかった。何も300キロメートル離れた試験場まで来なくても、腐敗していない、良質な干し草はあったと思うが、購入する費用がなかった。大恐慌の波は全米に広がっており、ウィスコンシンの農家も甚大な影響を受けていたはずだ。

カール・リンク教授の胸中

たぶん、リンクはコーヒーでも淹れて、月曜日までここで待つか、あるいは帰宅するかの選択を示唆したであろう。エド・カールソンは帰宅を選び、午後4時頃、教室を後にした。別れの握手をしながら、リンクはただ一言、「気をつけて！」というのが精一杯であったろう。一方、あてにしていた専門家に会えず、手ぶらで帰るエド・カールソンは家族の落胆する姿、そしてわずかに残ったウシもやがて失うことを考えると、ハンドルを握る手に涙がこぼれたことであろう。リンクもまた、トラックが出発した後、家路を辿るカールソンの胸中を忖度して、胸が張り裂けるような思いであったに違いない。

トウモロコシの代わりに、スイートクローバーを餌に栽培するやせこけた土地では、よい干し草や、輸血などはまさに無縁の話であったろう。研究室の片隅にわずかでもトウモロコシがあったなら、提供したかもしれないが、残念ながらウシの餌となるほどはなかったようだ。リンクは生化学者であったが、シェフィールドやロデリックの論文を読んでおり、当時ウシの奇病が発生していることはもちろん知っていた。腐った餌に何か未知の毒性物質が混入していることが原因とも推定していたかもしれない。一緒に立ち会ったショーフェルは、研究室に置いていかれた牛乳缶に何度も手を入れ、固まらない血液の感触に興奮したと記録にある。

毒性物質の単離と構造式

　このような経緯があって、リンクは「スイートクローバー病」の原因解明の研究に着手した。何と、その研究には、ウシの口に合う新種のクローバーの開発も含まれていた。リンクはまず毒性物質の分離を始めたが、生物検定法の確立にかなりの時間をとられた。ジェームズ・ブラック（１９２４〜２０１０）がヒスタミンＨ２受容体拮抗薬を探索した時、薬理学者のＭ・パーソンが胃液分泌の測定法の精度を上げたことにより、薬物の発見が加速されたといわれている。リンクの場合、同僚であるハロルド・Ａ・キャンベルが希釈した血漿アンチトロンビンを測定することにより、毒性物質の効果を測定できることを考案した。その方法を使用しながら、6年余の歳月を費やして、大量の腐敗した干し草から、１９３９年6月、ついに毒性物質6ミリグラムの結晶化に成功した。最終的には１トンのカビが生えた干し草から、１グラムの毒性物質が取り出され、構造が決定された。実験室での合成も可能となり、ジクマロールと命名された。動物に投与した結果、プロトロンビン時間が延長することが判明し、ウシの血液が凝固しない原因が明らかとなった。研究が壁にぶつかる時など、リンクの脳裏には、吹雪の中に消えたあのカールソンの絶望した顔が浮かんでいたかもしれない。

ジクマロールの構造式が判明すると、リンクや共同研究者は、ジクマロールよりも生体への吸収がよいワルファリン（warfarin 分子量308・3）を合成した。薬物の名前の由来は、このスイートクローバー病の研究を支援した団体で、また特許保有者であるWisconsin Alumni Research Foundation の頭文字に、クマリン（coumarin）の arin を付けたことによる。

殺鼠薬の開発

沢山の農家を絶望の淵（ふち）に追い込んだ物質が一化合物として取り出されると、人々は早速その有効利用を考え始め、ワルファリンが合成された。ウシを出血で殺す特性から、動物を殺す薬物としての応用が考慮された。投薬の対象はネズミであった。米国だけでなく、穀類に対するネズミの被害は世界的であり、強い殺鼠薬が待ち望まれていた。私が子どもであった頃、家の中には野ネズミが沢山いて、台所に置かれた木製の米櫃（こめびつ）の隅に穴があけられた。そこをトタンの板などで覆うと、また別の箇所に穴があけられ、困った。その対策として、金網製のネズミ捕りか、リンが入ったような殺鼠薬の団子が台所の隅に置かれていた。

ペストの予防

中世に欧州各国を襲った黒死病（腺ペスト）は、全人口の約4分の1から3分の1を死に至らせたといわれている。伝染の経路は、ネズミであり、またノミであった。ネズミといっても、ドブネズミではなく、クマネズミという人間と同居する種類であった。この黒死病が18世紀に消滅して、長い年月が経つが、この病気の歴史を考えると、将来的には、また突然に流行する可能性があると指摘されている。何しろ6～13世紀の間は消滅したと信じられていたのが、14世紀中頃に突然クリミア半島の小さな要塞から再流行した経験がある。英国の医史学者フレデリック・カートライトは、その著『歴史を変えた病』（法政大学出版局）の中で、仮に黒死病が再度流行したとしても、「一番重要な予防手段の一つは、ネズミとノミのコントロールである」と述べている。さらに「ネズミは、ワルファリンで殺せるし、ノミはDDTやBHCなどの永続性のある殺虫剤で退治出来る」と書き、黒死病に対するワル

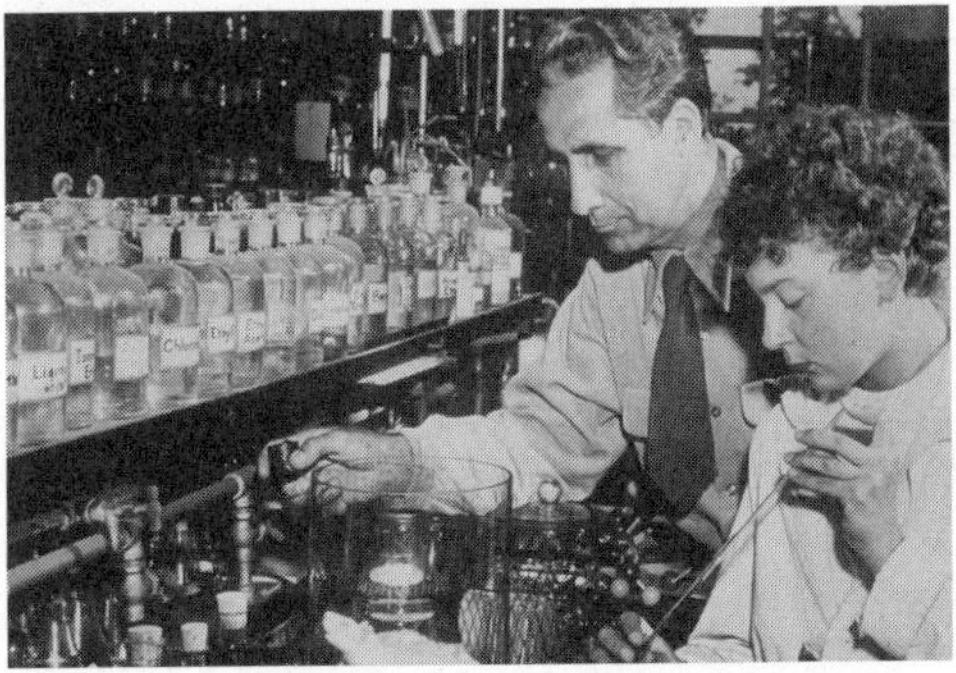

ワルファリン開発者カール・P・リンク（1950年頃）

ファリンなどの薬物の効果に期待している。

ウィーンの旧市街にあるグラーベン通りに、ペスト流行の終焉を記念した大きな碑が建っている。将来、ワルファリンが、その殺鼠効果により、ペストの流行を阻害し、人類を救ったとすれば、マディソンの一角に、リンクやその協力者の記念碑が建てられても然るべきであろう。

ワルファリン

リンクらは、ワルファリンの人体への応用を考えたが、毒性の強さから諦めていた。

しかし、1951年に起きたある事件を契機に、経口抗凝固薬の原型へと発展し、血栓・栓塞性疾患の治療薬として、海外はもちろん、日本でも汎用される薬物となった。事件というのは、ある米国陸軍の徴募兵の一人が、ワルファリンを大量に服用し、自殺を図ったというものである。かなりの出血があったと推定されるが、奇跡的にもこの兵は蘇生したのである。つまり、大量でも非可逆的な障害を残さないことが偶然にも判明したのである。ただし、韓国では殺鼠薬として使用されたワルファリンの誤飲で2人が死亡し、14人が影響を受けたと報道されてもいた。

ワルファリンは吸収がよく、内服約90分後には血漿中濃度は最高に達する。吸収後は、血漿アルブミンと結合するが、遊離した一部の薬物が肝細胞に取りこまれ、効果を発揮する。効果が発現するまでに2日を要し、またワルファリンは、種々の薬物との相互作用が出るので要注意である。特に、アルブミンとの結合の強い薬物との併用時には、遊離されたワルファリンによる出血効果が発現する。

リンクらが、ワルファリンを開発し、臨床で使用され始めた頃、デンマークのコペンハーゲンでは、一人の学者がコレステロールの代謝を調べる目的でエーテル処理した餌をニワトリに投与していた。

カール・ピーター・ヘンリク・ダム

カール・ピーター・ヘンリク・ダム（1895〜1976）はデンマークのコペンハーゲンで生まれた。父親の職業は薬剤師であり、母は教師であった。彼はコペンハーゲン工科大学の化学科を卒業している。家業が薬局であったので、家族の仕事の一部に化学的な作業があり、それを子どもの頃より見ているうちに、化学に興味を持ったと思われる。

やはり薬剤師を父に持つ著名な学者には、英国のウィリアム・ウィザーリングがいる。彼は父と異なり医師になり、当時難治といわれた水腫をジギタリスで治療して後世に名を残した。ダムもウィザーリングも薬剤師の血を受け継ぎ、また親の背中、より正確には薬用植物や乳鉢で調剤する姿を見て育った影響が大きかっただろう。

ダムは大学を卒業後、1925年にはオーストリアのグラーツに出かけ、フリッツ・プレーグル（1869〜1930）の下で微量分析の技術を習得している。プレーグルは、1923年に元素微量分析法の確立でノーベル化学賞を受賞した。1921年、グラーツでは薬理学者オットー・レーヴィが見事な実験で神経伝達物質の存在を証明し、ノーベル賞の可能性が話題になっていた時だ。事実、レーヴィは英国のヘンリー・デールとともに、1936年、ノーベル賞を受賞している。狭い大学町、若い留学生のダムは師プレーグルとともに有名なレーヴィ教授の横顔くらいは見たことであろう。あるいは、会話をしたかもしれない。もしそうだとすれば、レーヴィも、彼の受賞7年後にこの若者が同じくノーベル賞を受賞するなどとは夢にも思わずに話をしていたことであろう。

グラーツから帰国後、ダムはコペンハーゲン大学生化学教室の教員となり、コレステロール代謝の研究をしていた。エーテル処理した餌でニワトリのヒナを飼育すると、体の各部が出血傾向を示した。最初はビタミンCの欠如かと考え、レモン汁を与えたが、出血は抑制されなかった。ヒナの血液凝固時間は延長していた。ビタミンA、Dを含む飼料でも同じ現象が認められた。

その実験事実を基に、1933年、ダムは出血の原因は飼料中の未知の脂溶性物質の欠如によるのではという仮説を立てた。そして、1935年、ブタの肝臓、植物の

ジクマロール

ワルファリンカリウム

ビタミンK_1

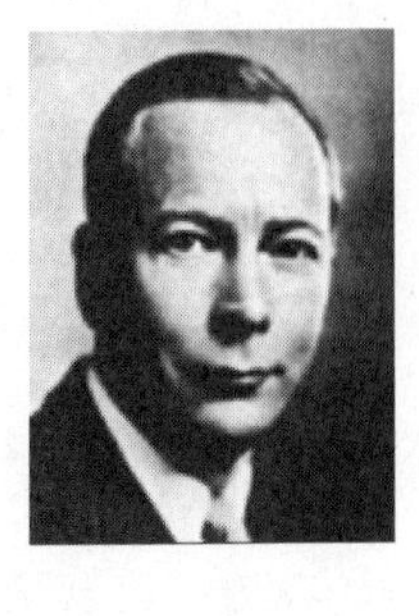

血液凝固関連化合物の構造式とヘンリク・ダム

葉緑体中にこの物質が大量に存在することを確認し、ビタミンKと命名した。Koagulation vitamin（凝固ビタミン）の頭文字である。この新規物質の特性を徹底的に究明した結果、血液中のプロトロンビン値が減少することも発見した。分離法についても研究を重ね、1939年、チューリヒ大学のパウル・カラー（1889〜1971）と共同で、ムラサキウマゴヤシの中から純粋なビタミンKの単離に成功した。なお、カラーは1937年、カロテン、ビタミンA、Bなどの研究でノーベル化学賞を受賞している。ダムたちの発見したビタミンKは出血性疾患に有用で、臨床的価値が高いことが証明された。

1939年はリンクがジクマロールを単離、ダムがビタミンKを単離、そして分野は違うが、デュポン社のウォレス・カロザーズがナイロンの合成に成功し、新しい素材の人工繊維を世の中に送り出した年でもある。

ナチス・ドイツの台頭のため、ダムは米国に避難したが、母国デンマークがドイツに占領されたため6年間帰国できなかった。そして、この間の1943年に、ノーベル賞を受賞することになった。

エドワード・ドイジー

エドワード・ドイジー（1893〜1986）は米国のイリノイ州ヒュームに生まれた。イリノイ大学からハーヴァード大学に進学し、生化学を専攻している。陸軍に勤務後、30歳でセントルイス大学医学部の教授となる。性ホルモンに関して優れた研究業績を挙げ、女性ホルモンのエストロンおよびブタ卵巣からエストラジオールを分離した。その後、1936年頃からビタミンKの研究に取り組んだ。もちろん、デンマークのダムがビタミンKの存在を予測しており、物質の特定に全力を挙げていることを知っていたであろう。課題の重要性を理解したドイジーは、性ホルモンの研究で使用した技術を駆使して、ムラサキウマゴヤシからビタミンK1、腐敗した魚肉からビタミンK2を抽出し、単離した。同年、ダムもムラサキウマゴヤシから油状物質を取り出したが、ドイジーのビタミンK1と同一物質であった。ダムは一歩遅れてしまったわけである。

ドイジーの研究は更に進展し、構造式中にはキノノイド構造が存在すること、２－メチルナフトキノン構造がビタミンＫ活性に重要なことを解明した。ビタミンＫ２の構造式も決定し、合成にも成功した。この功績で、１９４３年、ドイジーはダムとノーベル賞を分かつことになった。１９３９年にゲルハルト・ドーマクにノーベル賞が授与されて以後、４年ぶりの生理学・医学賞であった。また、２年後にはアレクサンダー・フレミングたちがペニシリンの発見で受賞している。

ビタミンＫとペニシリンと二つを並べてみる時、ノーベル賞委員会がどのような理由で、ビタミンＫの発見者の方に賞を先に与えたのであろうか。ともあれ、このダムとドイジーの偉業とリンクの仕事を併せて考えてみよう。

リンクの仕事

エド・カールソンがカール・リンクの部屋を訪ねてから、６年後の１９３９年、リンクはついに毒性物質ジクマロールの単離に成功した。コペンハーゲンのダムは、１９２９年にヒナの出血を認め、餌の中の脂肪性の物質の欠損が原因と推定している。それから６年後、つまり１９３５年、ダムが未知栄養素を取り出し、ビタミンＫと命名した。リンクも文献でダムの発見について知っていたと思う。彼が干し草から単離中の物質がビタミンＫと関連しているのではと考えたことはなかったであろうか。

最終的に、一番遅く出発したドイジーがビタミンKを単離、構造を決定し、合成にも成功した。ドイジーの勝因の一つと考えられるが、なぜ彼はムラサキウマゴヤシを使用したのであろうか。ダムもまだこの植物には注目していない。リンクもダムも、それぞれウシとヒナの出血を見て、研究を開始している。ドイジーに関しては、動物実験が表面には出ていない。仮に、リンクか、あるいは同僚の薬理学者がウシの出血モデルを小動物（マウス、ラット）で確認し、種々の成分の餌を与えて、その結果を見ていたら、腐敗したスイートクローバーだけでなく、正常の飼料成分中に、不足すれば出血を起こす物質の存在を推定できたのではなかろうか。そうすれば、リンクはビタミンK類似物質の存在を最初に予測した可能性がある。ワルファリンという現代医療に通用するくすりも開発しているので、ノーベル賞が与えられても多くの人は納得したのではなかろうか。ジクマロールやワルファリンが後に殺鼠薬として使用されたことを考えれば、小動物でのモデル考案は容易であり、大きな意義を持ったのではと惜しまれる。

ムラサキウマゴヤシ

ムラサキウマゴヤシ、アルファルファあるいはルーサンという名前でも呼ばれ、飼料植物として知られている。日本語では「紫馬肥やし」と書くこともあるとか。ペルシャ、中央アジアに分布する多年草で、現在は牧草として世界各地で栽培されている。また、種子から発芽したモヤシ（アルファルファ）は食用となる。成分としてはイソフラボノイドを多く含み、ゲニステイン、クメステロールは骨粗鬆症（こつそしょうしょう）治療薬イプリフラボンのシード化合物となった。そして腐敗したムラサキウマゴヤシにはジクマロールが含まれる。

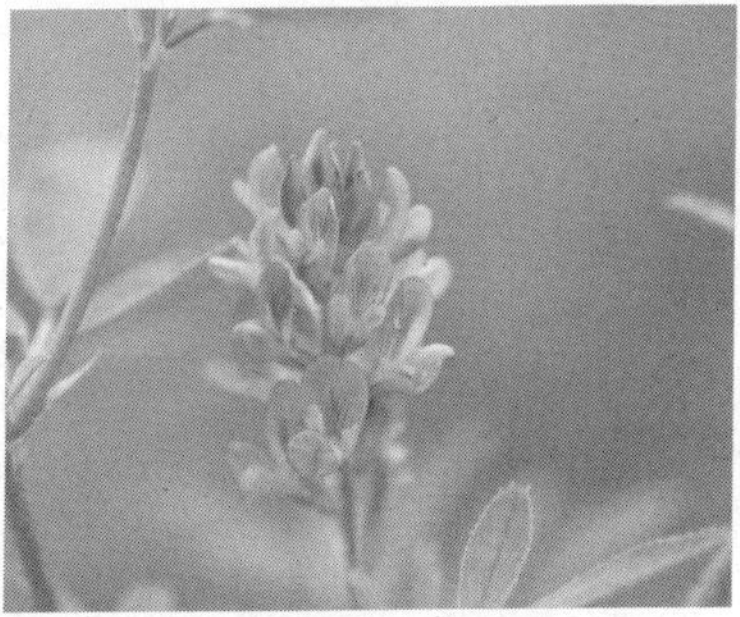

スイートクローバーに付着するカビは、ムラサキウマゴヤシにも付着してジクマロールを産生するようである。もっとも、少々カビが付着して腐敗したムラサキウマゴヤシを飼料として与えられても、ウシは出血することなく、正常であったと推定される。そのムラサキウマゴヤシに含有される大量のビタミンK1で、ジクマロールの作用発現が抑制された可能性が考えられるからである。腐敗によりムラサキウマゴヤシがビタミンK1合成の能力を失えば別ではあるが。

ムラサキウマゴヤシ
（武田薬品・京都薬用植物園提供）

納豆の成分

大西洋の向こうでビタミンKの存在が予測され、またセントルイスでビタミンKが単離され、合成された。北米のウシの出血死の原因がジクマロールであり、その毒性物質の作用機序がビタミンKの欠乏によることも判明した。つまり、出血しているウシにビタミンKを投与すれば、ウシは回復するはずであった。大量の良質の干し草を求める必要はなかった。ビタミンKの入手が困難な場合、そのビタミンを豊富に含む植物を摂取すればよいことも分かった。

ビタミンKを多量に含む納豆、ほうれん草、小松菜などを投与すれば、出血が抑制されるはずだ。しかし、仮にほうれん草の摂取が、ウシの出血を抑制するからといって、真冬にほうれん草を北米の各農村に配達することは無理な注文であったろう。1930年代である。農家は、どうにもならない時期を迎えていたようだ。近年、食品として納豆が見直されているが、多量に含まれるビタミンKが血液凝固に働いていることや、また骨からカルシウムの遊離を阻害することなどが評価されている。さらに、納豆よりナットウキナーゼが分離され、ウロキナーゼと同じく血栓溶解作用があることも報告されている。ただし、現在血栓治療薬ワルファリンを服用中の人は、納豆の摂取は控えるように指示されている。当然ながら、ビタミンKの存在下では、ワルファリンの効果は発現しなくなるからである。

急がれる薬学の進歩

何も抗凝固薬だけでなく、緊急を要する病気はまだまだ沢山あるが、治療薬の開発が間に合わない場合が多い。しかし、間に合わせるのが、くすりに関係する学者の務めであるし、集中力と人一倍の努力を払うべきであろう。農民カールソンの苦衷を聞きながら、よい飼料を与えることや、輸血の示唆など、一般論しか述べられなかったリンクの無念さが、この分野を大きく切り拓いたように思う。ワルファリン発見の端緒は、人が人の痛みを理解したことが勝因となった貴重な例のように思える。フランスの外科医ルネ・ルーリッシュは「耐えることができるただ一つの痛みは、他人の痛みである」といっている。しかし、リンクは、カールソンの痛みに耐えることができなかった。パラケルススの言葉に「医療の根本は愛」があるが、この二人の偶然の邂逅からの発展は、「社会の根本は愛」という言葉で表されるだろう。一人の研究者が、一人の農民に代表される社会的問題を６年余の長い時間をかけながらも、解決したのだ。ある意味では、雪中３００キロメートルの孤独なドライブは、カールソン一個人としては結果的には無駄足であったが、人類全体の健康の点から考えると、必要不可欠なドライブであったように思う。

ワルファリンの作用機序

ジクマロールやワルファリンの血液の抗凝固作用の機序の詳細はここでは触れないが、一言でまとめると、血液凝固には多数の凝固因子が関与しているが、ビタミンK依存性凝固因子が、ジクマロールやワルファリンにより産生されず、出血を来す。さらにいえば、ビタミンK不足により、プロトロンビンなどの凝固因子とカルシウムとの結合が阻害されることにより、各因子がその機能を発揮できなくなり、出血が起きる。カールソンにとっては悲劇であったが、生体内で大事な因子が機能できなくなる飼料を毎日与えられていたウシにとっても悲劇であったろう。ウシの味覚は不明だが、例年と違った成分を含む干し草を黙々と食べているうちに、血管から血液が染み出し、倒れて死んでしまうのだ。

今回はウシの物語であったが、我々人類もまた、気が付かぬうちに、生命の存在に必要不可欠な因子をなくしてしまう可能性がある。ウシにとってのスイートクローバーのように、昨日までは安全であった食物も、環境の変化で明日は有毒物質となる場合もあろう。ローマの哲学者セネカ曰く「我々が人生を短くしている」。BSEの問題を始め、食物に関してはくれぐれも慎重に対処すべきであろう。

◎参考文献

ハロルド・バーン『くすりと人間』（高木敬次郎、粕谷豊訳）岩波書店（１９６５）

McLean J: The Thromboplastic Action of Cephalin. *American Journal of Physiology* 41, 1916

Howell WH, Holt E: Two New Factors in Blood Coagulation — Heparin and Pro-Antithrombin. *American Journal of Physiology* 47, 1918

Schofield FW: Damaged Sweet Clover: the Cause of a New Disease in Cattle Simulating Hemorrhagic Septicemia and Blackleg. *Journal of the American Vererinary Medical Association* 64, 1923-24

Roderick LM: The Pathology of Sweet Clover Disease in Cattle. *Journal of the American Vererinary Medical Association* 74, 1928-29

Charles AF, Scott DA: Studies on Heparin. IV. Observation on the Chemistry of Heparin. *Biochemical Journal* 30, 1936

Campbell HA, Roberts WL, Smith WK, Link KP: Studies on the Hemorrhagic Sweet Clover Disease. I. The Preparation of Hemorrhagic Concentrates. *The Journal of Biological Chemistry* 136, 1940

McLean J: The Discovery of Heparin. *Circulation* 19, 1959

Wright IS: Experience with Anticoagulants. *Circulation* 19, 1959

Jaques LB: Addendum : The Discorvery of Heparin. *Seminars in Thrombosis and Hemostasis* 4, 1978

Jaques LB: Endogenous heparin. *Seminars in Thrombosis and Hemostasis* 4, 1978

第8章　抗マラリア薬の発見

マラリアの歴史

マラリアと思われる疾患の最古の記録は中国にあり、前漢末期（紀元前1世紀末）に存在したという記録のある古典医学書の一つ、『黄帝内経(こうていないきょう)』に取り上げられている。紀元前4世紀に、ギリシャのヒポクラテスがマラリアの症状を毎日熱、1日おきに出る隔日熱、4日目に起こる間欠熱に分類した。紀元前323年マケドニアのアレクサンドロス大王がマラリアと推定される病で死亡。紀元前168年、中国で青蒿（クソニンジン）の薬効が医学書に記載。1630年代、スペイン人が南米ペルーからキナの樹皮を導入し、マラリアの治療薬とした。

1940年、英国の作家ホーレス・ウォルポール（セレンディピティの造語者）が、イタリア語（mala aria =悪い空気）から、英語でマラリア（malaria）と命名した。

紀元前5世紀のギリシャの歴史家ヘロドトス（生没年不詳）はその著『歴史』（松平千秋訳、岩波書店）の中で、当時のエジプトの民衆の生活を記録している。それによると、無数にいる蚊の対策として、エジプト人は次のような工夫をしている。沼沢地帯より上方（南方）に住むエジプト人は、『塔』を利用し、ここへ登って眠る。蚊は風に妨げられて高くへは飛べないからである。

これに対して沼沢地の住民は、塔の代わりに別の対策を立てている。ここの住民は誰でも投網をもっており、昼はこれで魚をとるが、夜間の使い道は、自分の寝床の周りにこの網を立て廻し、その中へもぐり込んで眠るのである。着物や麻の掛布にくるまって寝ても、蚊はそれを通して刺すが、さすがに網を通しては刺そうともしないのである。

エジプトの人たちは、蚊に刺されると高熱が出て、ときには死ぬことを経験的に知り、防御法を考えていた。アレクサンドロス大王はエジプトを征服して、ファラオとなり、海岸沿いに自分の名前をつけたギリシャ風の町、アレキサンドリアを建設した。その時、漁民の夜間の生活習慣を見て、蚊の恐ろしさを知っていたはずだ。また、大王が王子の頃、家庭教師のアリストテレスからも蚊の恐ろしさを聞いていたのではないか？ 彼の死因に関しては諸説があるが、前述した通り、マラリアが第一とされている。無敵を誇った彼も、小さな蚊に刺されて、熱にうなされ、最期を迎えるとは、想像だにしなかっただろう。それからのアレクサンドロス大王の消息についてご興味のある方には、ホルヘ・ルイス・ボルヘスの『怪奇譚集』をお読みいただきたい。

「ゼロ・アワー」

太平洋戦争の激烈な戦いが、文字どおり南太平洋の島々で展開されていた頃、不思議なことが起きた。毎日、夕刻6時ごろになると、東京から短波放送が流れてきたのだ。連合軍の兵士たちはラジオの周りに集まり、この「ゼロ・アワー」と呼ばれる番組のディスクジョッキーの声に耳を傾けた。発信元はラジオ・トウキョウで、ディスクジョッキーのひとりは日系米国人女性で、今でいうトーク番組であり、ついでに当時の米国でポピュラーだった音楽を流した。報道されている記事から、以下のような放送であったと推察される。

ハロー、太平洋で戦う勇敢な兵士の皆様、お元気？　毎日、暑くて、蚊だらけのジャングルで日本兵との戦いご苦労さまです。今日もまた素敵な音楽をお届けしますので、聞いてくださいね。音楽の前に、ちょっと耳よりなお話をお知らせします。実は、マラリアについての最新情報ですが、皆様にはマラリア予防のために、黄色の丸薬アタブリンが配られていますね。飲んでいますか？　実はアタブリンは、マラリアの予防効果は非常に強いのですが、つい最近、副作用があることが判明しました。このお薬は、飲み続けると、まず最初に皮膚が黄色になります。やがて、男性不妊になります。晴れて戦争が終わって故郷に帰っても、子孫繁栄とはいかないようですよ。さあそこのお間抜けさんたち、素敵な彼女たちとの再会の日のことを考えて、お薬に「バイバイ」した方がよいのではないですか。

今夜もお別れの時間です。でも明日の夜もまた放送するから覚えていてね。それまで良い子にしていてね。ハヴ・ア・グッド・ナイト……

この放送は連合国の兵士たちには大受けで、兵士たちはこの番組の女性アナウンサーたちに「東京ローズ」というニックネームを付け、毎日彼女たちの声と音楽を楽しみにしていたとある。連合国西南太平洋軍総司令官ダグラス・マッカーサー元帥もコレヒドール島で聞いたようだ。なにしろ、遥か太平洋の島々で、命がけの戦いの合間に、母国の流行歌や情報が聞けるのだ。また、東京ローズの知的でテンポのよい魅力的な語りがしばし戦争を忘れさせ、海からの涼風と同じく、心地よかったのだろう。

しかし、米国政府は、この放送は連合軍、特に米軍の将兵の戦意喪失と郷愁を煽るからという理由で危険視していた。兵士が薬物を忌避しないように、兵舎の前には大きな看板が置かれていた。上には二つの髑髏が飾られており、その下に「アタブリンを飲まなかった男たち」と表記してある。

戦後、報奨金に釣られて名乗り出た東京ローズの一人（アイバ・戸栗・ダキノ）は、米国で裁判にかけられ、国家反逆罪で、禁錮10年、罰金1万ドルの刑を受ける。しかし6年後には模範囚として釈放され、一市民として過ごした。

マラリアと戦争

歴史が教えるように、寒冷地での戦闘には、マラリアの心配は全く不要だった。ナポレオンやナチス・ドイツが対ロシア戦を起こしたが、寒さと飢えには苦しんだが、マラリアに手を焼いたとの記録はない。

いうまでもなく、いったん戦端が開かれると、武器とともに、消毒薬、抗生物質、そしてマラリアの多発地帯では抗マラリア薬などの医薬品が必需品となる。太平洋に広がった戦線では、連合軍、特に大部隊の米軍では、大量のアタブリン（一般名キナクリン）を配布して、マラリア予防薬として使用していた。東京ローズに指摘されるまでもなく、アタブリンを服用した多くの兵士たちは、すでに黄色の皮膚を示していた。ある部隊では黄疸（おうだん）が多発したので、兵士たちの間では、このマラリア予防薬が肝臓を侵しているという噂（うわさ）が立ち、不安が広がった。島に上陸する前の服用で、船酔い、下痢、精神異常が発生していた。さらに指定の用量を服用した人がマラリアに罹（かか）った。加えて、東京ローズのだめ押し的プロパガンダである。もちろん、連合国側の医療担当者はこの《不妊説》を真っ向から否定したが、大多数の兵士は支給されるくすりを飲むのをためらったようだ。

1942年8月、米軍はガダルカナルに上陸後、日本軍と激戦を繰り返した。ミッドウェー海戦とともに、太平洋戦争のターニングポイントになった戦闘であった。支給されたアタブリンを飲まなかった兵士の多くは、その時マラリアに罹患した。戦いの後、占領した各基地から、沖縄、硫黄島、日本本土に爆撃が始まったが、パイロットや海兵の中には、マラリアに罹患しながらも、上官には気が付かれないように、さり気なく操縦桿を握ったり、島に米国の国旗を掲揚したりしていた兵士がいたとある。故郷の彼女の写真を横に見ながら、あるいは再会の日に思いを馳せながら。ある戦争映画で、兵士は、隊長や仲間と一緒に帰国できることだけを考えているとあった。

キニーネの代替薬

南太平洋における戦闘に、キニーネではなく、新型の抗マラリア薬が持ち込まれた背景には次のような事情があった。マラリアに対し、キニーネが有効であることは世間周知であった。しかし、第一次世界大戦時にキニーネの独占的販売権を有するオランダから十分な量を購入することが難しかった。そのため、ドイツはキニーネの代替品を開発する必要に迫られ、1930年、アタブリンを開発した。アタブリンは、鳥のマラリア原虫を感染させたカナリア（後にはスズメ）を病態モデルとして、種々の化合物を抗力検定した結果、発見された。

第二次世界大戦では、ドイツ・イタリア同盟国は、北アフリカ戦線で、連合軍を相手に死闘を繰り広げていた。「砂漠の狐（きつね）」と呼ばれたドイツの猛将エルヴィン・ロンメルも、「砂漠の鼠（ねずみ）」と呼ばれた英国軍を率いたバーナード・モンゴメリー将軍には勝てず、故国へ敗退した。その北アフリカの地で、イタリア軍が残した医薬品の中にクロロキン、ドイツ人部隊の医薬品の中にはアタブリンがあった。ドイツでは、アタブリンの方がクロロキンよりも、効力が強いと判断されていたが、実際は、クロロキンの方が、10倍ほど強い効果を持っていたことが後で判明した。戦時中のことだ、薬効評価などかなりずさんな点があったと推察される。

1945年5月にヨーロッパ戦線が終結し、戦闘の舞台は太平洋に移動した。ドイツの支配から解放されたオランダからキニーネが大量に入手できると思われたが、オランダの植民地であり、キナの木の主要な栽培地であったジャワ島が1942年以降日本に占領されていたために、キニーネの入手は不可能であった。以上のような理由で、米軍はドイツ・バイエル社製の抗マラリア薬アタブリンをドイツの企業と提携していたウィンスロップ社から大量に購入し、太平洋に送らざるを得なかった。

このアタブリンの吸収、分布、排泄（はいせつ）、および副作用に関しては当時まだ十分に解明されていなかった。また、それ以上に強力なクロロキンも合成され、一部配布されたようだ。こちらは白色の丸薬で、皮膚が黄色くなる症状は生じない。アタブリンに関しては、現地で医療班は有用性と安全性を調べ、アタブリンの用量を決めていた。当初は0・4グラム／週であったが、最終的には0・7グラム／週に増量する。この0・7グラムでは、副作用も軽微であることが判明した。今にして思えば、太平洋は抗マラリア薬アタブリンの広範囲かつ壮大な治験場になっていたとも考えられる。

しかし、このアタブリンおよびクロロキンは、ともに大量に使用するとマラリアに耐性ができることが判明し、その点では、耐性のできないキニーネより一段劣る薬品となっている。朝鮮戦争（1950〜53年）、ベトナム戦争（1969〜75年）では、米国の将兵は熱帯地域、あるいは湿地帯で薬物耐性マラリアに罹患し、かなりの犠牲者が出たと報道された。

アルテミシニンの発見

1960年、北ベトナムのホー・チ・ミン国家主席（1890〜1969）は、インドシナ半島のジャングルで活躍する軍隊がマラリアに苦しんでいたため、中国政府にマラリアの治療薬の開発を依頼した。毛沢東主席は文化大革命の最中の1967年、研究プロジェクト（523）を立ち上げ、抗マラリア薬の開発を指示した。中国全土から集められた科学者は、古文書を調べ、BC2世紀にマラリア患者に使用された青（せい）

蒿（キク科ヨモギ属、クソニンジン）に注目した。青蒿は水にも油にも溶けない有効成分を持つことから、伝統的に、植物を水に浸し、擦り潰し、そのしぼり汁を服用していた。試行錯誤の末、1972年、中国中医科学院の屠呦呦（1930〜）は青蒿からアルテミシニンおよびジヒドロアルテミシニンを分離・精製することに成功した。アルテミシニンの作用機序は、マラリア原虫が赤血球の中でヘモグロビンを分離する際に遊離する鉄との相互作用により、活性酸素が発生し、原虫を殺すというものである。アルテミシニンの脂溶性誘導体アルテメーテルは、薬剤耐性マラリアや重症マラリアに著効する併用療法の基盤薬剤として現在脚光を浴びている。併用薬として、抗マラリア作用を有するルメファントリンが使用されている。併用するのは、マラリア原虫は投与された二種類の薬物に対する耐性を、それぞれ同時に作るのが困難であり、結果としてどちらの薬物にも耐性ができにくいためである。併用薬は高価であるので、一部の人々はアルテミシニンの単独投与をしている。アルテミシニン製剤の特徴は副作用が少ないことである。

なお、青蒿は、特別な気候でしか育たず、現在中国内陸部の重慶市西陽県では増産に励んでいる。

キナの木の発見

ここで、抗マラリア薬の原点であり、アタブリンやクロロキンの開発の端緒となったキナの木の発見史を見ていきたい。ただし、15、16世紀の話であることから、多くの伝説やフィクションも含まれていると考えられている。

南米アマゾンからは、16世紀に矢毒のクラーレが英国のウォルター・ローリー著『ギアナ帝国の発見』の中で記録された。クラーレはヨーロッパに持ち出され、骨格筋弛緩作用から、手術時に筋弛緩薬として使用されるようになった。この天然の薬物の入手には限りがあり、代替薬としてサクシニルコリンなどが開発され、今日に至っている。同じ南米で、今度はアンデス山脈の東側に連なる高地から抗マラリア薬として有効なキナの木が発見された。クラーレも、キニーネも、先住民が経験的にその有用性を認知した植物から文明社会が精製、単離した貴重な薬物である。

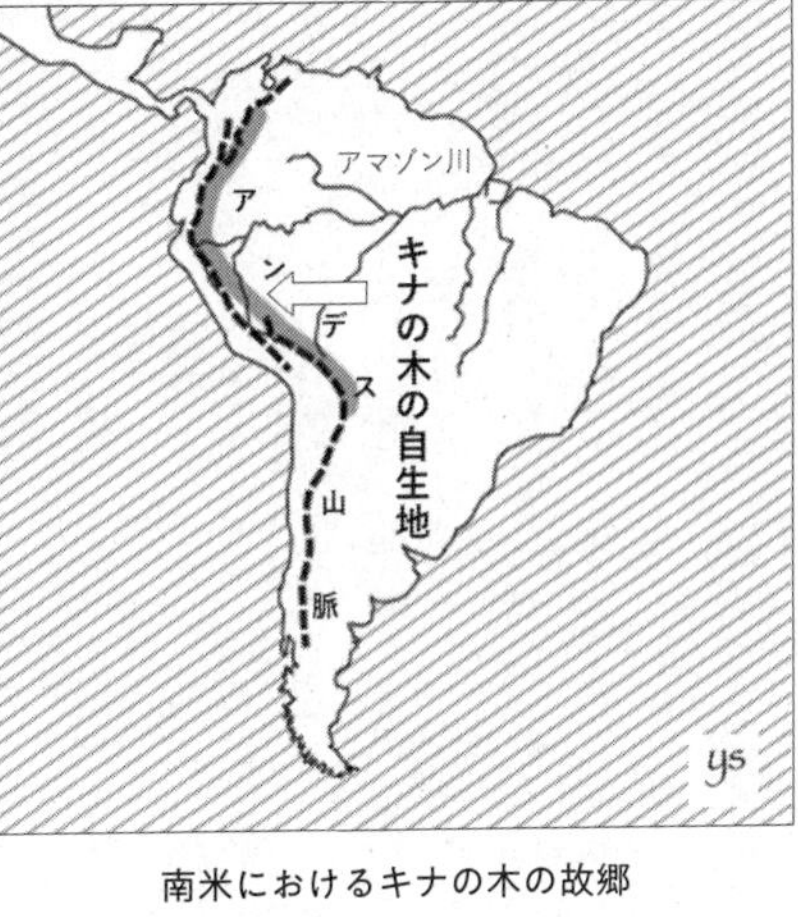

南米におけるキナの木の故郷

「キナの木」の伝説

アンデス山脈の東側の湿地帯には太古の昔よりキナの木が生えていて、そのキナの樹皮を煎じて飲むと、熱が下がることを治療師たちは経験的に知っていた。スペイン人が南米に侵略してくると、彼らは天然痘とマラリアを持ち込んだ。以来南米の各地にマラリアという疾患が定着した。

ここにひとつの伝説がある。1638年、ペルー総督として赴任していたスペインのチンチョン伯爵夫人フランチェスカ・リベラは、マラリアに罹患したが、キナの樹皮の服用で治癒した。そのため、彼女はキナの樹皮の効能を高く評価し、マラリアに罹ったペルーの人々の治療と予防に使用した。以来、キナの樹皮は「キンコーネ」と呼ばれて、珍重された。

ペルーの統治者の夫人が、一般民衆にも、キナの木を推奨した。かつて、コンキスタドール（征服者）として、ペルーに君臨し、暴政を敷いた国の貴族の夫人が、このような情のある配慮をしたのである。

この麗しい話を聞いたスウェーデンの博物学者、植物学者カール・リンネ（1707～78）は、キナの属にCinchona Succirubra L.と命名した（残念ながら、リンネはスペルミスをしていてChinchonのhを一つ落としている）。チンチョン夫人は帰国に際してくすりを本国に持ち帰ったことになっているが、実は帰国の途次、コロンビアのカルタヘーナで死亡したとの資料があり、その事実はないようだ。もうひとつ、イエズス会の僧侶がこのチンチョン夫人から、特別にキニーネを授与されたという話もある。実際イエズス会の僧侶は、キナ皮の粉末を使用してマラリアを治療した。ある僧侶は、「キナ樹皮がリマに奇跡をもたらした」と記している。18世紀中頃のリマには、約13の修道院、神学校があったが、主としてイエズス会神学校がキナの樹皮の効果を普及した。同派により母国に持ち帰られた「イエズス会の粉末」は、カトリック系の教会が処方したくすりという理由で、ヨーロッパの医師および新教徒には無視されたが、その効果は徐々に認知された。副作用として、耳鳴り、重症な場合は聴覚喪失が知られている。ヨーロッパに持ち込まれた「イエズス会の粉末」は、スペインの枢機卿ジョン・ド・ルゴ、薬剤師見習いのロバート・タルボー（1642〜81）たちの活躍で、当時流行っていたマラリア治療の唯一のくすりとなった。

　以上が一般に知られた「キナの木」伝説であるが、英国の医学史家フレデリック・F・カートライト（1909〜2001）は、1972年、総督夫人の話とは別に以下が真説だと述べている。ペルーの原住民は、芳香性樹脂を産出するミロキシロン（ペルーバルサム）という木にキナ・キナ（樹皮の樹皮）と命名していた。ペルー樹脂はその高い芳香性のために、ヨーロッパで人気商品となったので、原料不足をきたした。そこで、類似した樹皮の混ぜ物が作製され、販売された。その混合物にキナの木

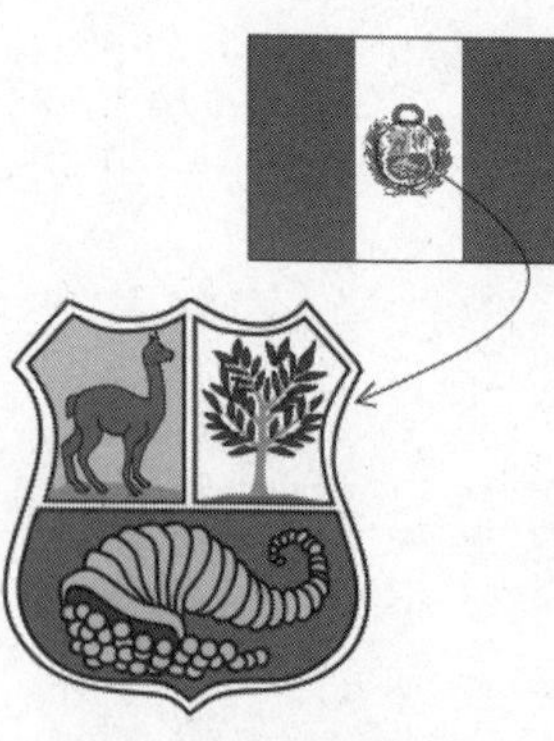

ペルーの国旗（政府用）のキナの木

の樹皮が使用された。このミロキシロン＋キナの木の混合樹皮がヨーロッパに輸出され、芳香性のある樹皮という価値の他に、抗マラリア作用が確認されたという。最終的には、後述するフランスの二人の化学者がキナの木の樹皮からキニーネを単離、精製したのである。

ペルー共和国の国旗

ペルーの政府用国旗は、両側が赤で、真ん中の白地に国章が入っており、そこにはビクーニャ、キナの木、豊饒角から金貨が描かれている。キニーネ産出の国の意味であり、薬草立国を強調しているのかもしれない。隣国のエクアドルの国旗にも小さく緑の葉が描いてあるが、椰子と月桂樹であった。どうやらペルー以外で、薬草を政府用とはいえ、国旗に取り入れている国はなさそうである。

薬学的研究

1805年、ドイツのフリードリッヒ・ゼルチュルナーが阿片からモルヒネを分離するや否や、矢継ぎ早に、各種の薬用植物から有効成分が分離された。フランスの若い薬剤師、ピエール＝ジョセフ・ペルティエ（1783～1842）、および義弟のジョセフ・カバントゥ（1795～1877）は、1820年、キナ樹皮の成分キニーネの分離に成功した。モルヒネと同じく窒素原子を含む塩基性の植物成分アルカロイドの一種であった。

各国は南米からキナの木の種子を持ち帰り、自国での栽培を試みたが、栽培は非常に困難であった。ペルーとボリビアにまたがるチチカカ湖の沿岸に長年住んでいた英国人チャールズ・レッジャー（1818～1905）が見いだしたキナの木の種子は、キニーネ含量が格別に高いことが判明したが、英国は評価しなかった。

オランダはこの種子に期待をかけ、購入した。1865年、植民地であるジャワ島に持ち込んだ。島のバンドン南部高地でのレッジャーのキナの木の大規模な栽培は大成功であった。オランダのお家芸ともいえる高度な園芸技術のお陰で種苗を手にしたともいわれている。このキナの樹皮は淡黄褐色で、レッジャーバークと呼ばれた。以来オランダがキニーネの独占国となり、他国は言い値でこれを購入することになった。そして1908年、キニーネの構造式が判明し、1944年に米国のロバート・ウッドワード（1917～79）により全合成された。しかし、合成品は高価であり、キニーネは現在でも、主としてインドネシア産のキナの木から抽出されている。

17世紀、隆盛をきわめたオランダは次第に衰退し始め、キニーネでの繁栄も次第に凋落（ちょうらく）した。その理由としては、まず、第一次、第二次世界大戦が始まり、合成抗マラリア薬が開発されたこと。そして1939年、スイスの化学者パウル・ミュラー（1899～1965）がジクロロジフェニルトリクロロエタン（DDT）の殺虫効果を発見し、マラリアを媒介する蚊の発生が激減したことなどである。このDDTの散布により、日本の八重山諸島におけるマラリアが根絶されたと記録にある。筆者が小学生の頃、このDDTを頭に散布されたが、同級生がお互いの白い頭を笑ったことが懐かしく思い出される。ミュラーは、このDDTの効果の発見により、1948年のノーベル賞を受賞している。平家と同じく、繁栄のつけが回ってきたのか、第二次世界大戦後、オランダは天然資源の豊富な植民地も失った。

ウォーレス

ダーウィンが進化論を推敲（すいこう）している間に、マレー半島で調査していた英国人アルフレッド・R・ウォーレス（1823～1913）はダーウィンの仮説に近い、進化論を構築していた。彼がマレー諸島のテルナテにいた時、マラリアに罹患し、かなりの高熱を出して苦しんだ。残念ながら、彼が滞在していた時は、まだレッジャー種のキナの木は、栽培されていなかった。

日本兵とマラリア

第2章で述べたが、オランダから日本に招聘(しょうへい)され、長崎に西洋医学所を建て、医学生を教育していた医師ポンペがいる。彼は長崎でコレラが流行した時、治療法として、発熱した場合はキナ皮を、激しい腸痙攣(けいれん)にはアヘン末の服用後に温浴することを推奨している。その教えを受けた弟子の一人に榎本武揚(えのもとたけあき)（1836〜1908）がいた。

黒田清隆のバックアップで、幕臣であった榎本武揚は新政府に登用された。榎本は明治7年に、明治政府へキナの導入と国内栽培の必要性を建議した。榎本は幕末、留学生としてオランダに渡航中、船がジャワ島付近で座礁し、20日間ジャワに滞在していた。その時、彼は現ボゴール植物園を訪問し、栽培されているキナの木を見て、その重要性に気づき、帰国後に建議した次第である。建議を受けた政府は、ジャワ島からキナの木を購入、国内および統治下の台湾で栽培に励んだが、最終的に栽培は失敗した。

明治28年（1895）、日本は台湾統治に入ったが、土地の風土病ともいえるマラリアの被害は甚大であった。その時の日本軍の総司令官北白川宮能久(きたしらかわのみやよしひさ)はマラリアで死亡している。こういった事実から、南方に兵を進める以上、抗マラリア薬の携帯は必要不可欠であったはずだ。だが、日本軍は十分な量の抗マラリア薬を携行することな

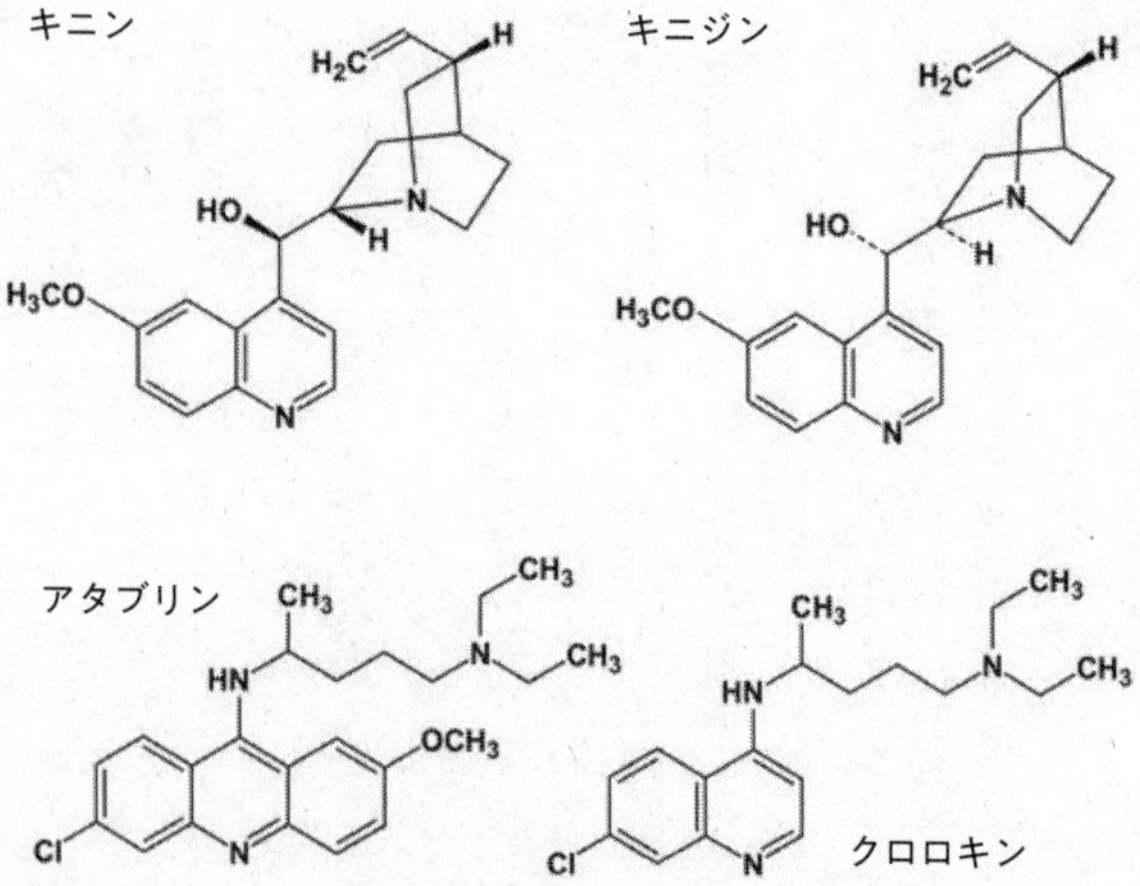

キニン

キニジン

アタブリン

クロロキン

抗マラリア薬の化学構造式

く、南方戦線に向かった。さらに、日本軍がジャワ島を占領したのは１９４２年であるので、現地でキナの木を確保できたはずだが、食料調達に奔走することに終始し、備蓄されていたキナの樹皮を活用しなかったことは、理解に苦しむ。

その辺の事情を調べるために、大分前のことだが、陸上自衛隊の関係者に問い合わせた結果、「日本軍のジャワ島占領後のキニーネのその後についての資料は残されていない」という返事だった。

１９４２〜４３年、ガダルカナルで連合軍と戦った元日本兵の証言によれば、日本兵は飢えとマラリアとデング熱で甚大な被害を受けた。大戦中マラリアで死亡した将兵は10万人といわれている。一方、連合軍はアタブリン使用で黒水熱（致死型マラリア）の根絶に成功したと報道されている。この太平洋での戦闘は、マラリアの予防という点からでも、日本軍は連合軍に完敗したようだ。

ジョン・セナクの発見

一薬物が一疾患にのみ有効という例は少ない。病気の原因は程度の差はあれ、生体の機能全体と密接に関係しているはずなので、ある疾患に非常に有効であれば、疾患とは直接係わらない機能や臓器にも何らかの影響が出る可能性は高い。影響は正の場合もあれば、負の場合もあろう。これは、どのくすりにも主作用と副作用があることからも明白である。

キナの木の樹皮がマラリアの予防と治療に有効であることが発見されてから、約100年の歳月が流れた。マラリアの治療にも精通していたフランスの循環器系の医師ジャン・セナク（1693～1770）は、1749年、少量の大黄と混ぜたキニーネが難治性の心悸亢進の治療に有効であることを報告した。彼は、キニーネおよび大黄の健胃作用、解熱効果を観察しているうちに、心臓に対する効果を認めた。副作用として、下痢が起きることも報告している。当時は、胃の不調が、何らかの形で心悸亢進の成因に関与すると考えられていた。しかし、彼の発見は以後約150年間、誰にも注目されなかった。

ウエンケバッハと不整脈

カレル・ウエンケバッハ（1864～1940）は、オランダのハーグに生まれ、ユトレヒト大学医学部を卒業後、テオドール・W・エンゲルマン（1843～1909）教授の下でカエルを使用し、心臓の生理学を研究した。エンゲルマンは、心拍動は、筋原性であり、外部神経刺激によるものでないことを証明する実験を考案した。

ウエンケバッハは、1891年から臨床医として勤務中、1898年にある女性の患者を診察したが、不整脈であった。この患者の詳細な症状を分析した結果、部分的伝導阻害の機序の解明に至った。

1912年、心房細動を有する患者が来院したが、残念ながらウエンケバッハは治療することができなかった。当時まだ不整脈を治療できるくすりはなかった。ウエンケバッハにとっては、しかし、薬師如来か慈母観音ともいえる患者の訪れであった。この患者を診ることにより、不整脈の治療に対する大きな方向性が判明したのである。

ある患者の話

この患者は、年齢50歳くらいの男性で、非常に頑丈な体格の持ち主で、不整脈の発作が続いている間でも、4～5時間は歩くことができるといった。職業は商人で、彼はこの不整脈を自分で抑制できるといった。オランダは、インドネシア（ジャワ島）に植民地を持っており、世界最初の株式会社東インド会社（1602～1799年）を設立して、香辛料などの貿易で巨大な利を上げていた。この時代は、オランダの黄金時代といわれている。会社が解散した後も、オランダはインドネシアには拠点を持って、貿易を続けた。

この商人も仕事の関係で、東南アジアに出かけ、マラリアの流行している土地では予防のためにキニーネを飲んでいた。商人の言葉に対し、ウエンケバッハは半信半疑であった。患者は約束どおり翌日も来院したが、その時の脈は正常であった。患者の

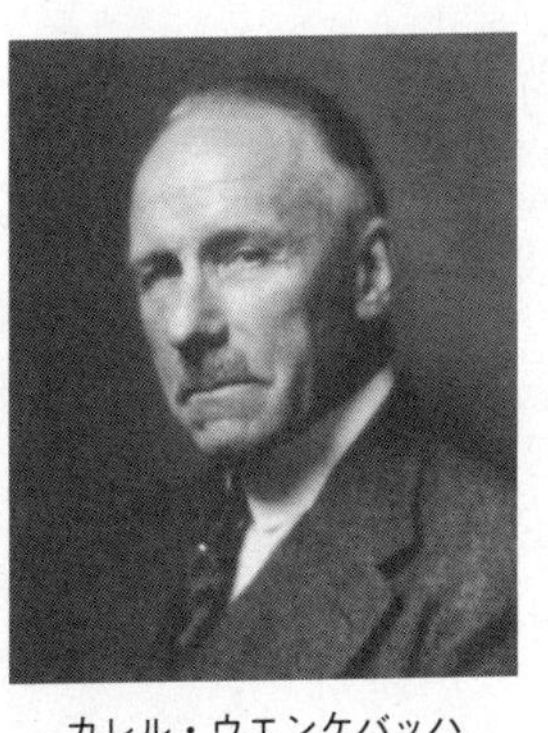

カレル・ウエンケバッハ

説明によると、ちょっと気分が悪い時、風邪を引いた時など人々はアスピリンを飲むが、マラリアの流行っている土地では、キニーネをアスピリン並みに飲むと説明した。彼が普通量のキニーネを飲むと、不整脈は約20～40分間抑えられ、1グラム飲むと、不整脈は消失すると述べた。ウエンケバッハは、天啓を受けたかのように、彼の所へ訪れる心房細動の患者にキニーネ

を投与して治療した。ウエンケバッハは、患者から治療法を教えられたわけである。

キニジンの発見

1914年、ウエンケバッハはウィーン大学の内科学教授となり、1931年まで勤務した。1923年、キニーネが効くのは心房細動の発生初期の場合で、数年にわたり慢性化した心房細動には効かないことをまとめて報告した。この結果に刺激を受けた米国のW・フレイたちは、1918年、種々のキナアルカロイドの不整脈に対する効果を検討した。その結果、抗不整脈効果を発揮する樹皮の主成分は、キニーネの光学異性体キニジンであることを解明した。このキニジンは、1848年にファン・ヘイニンゲンにより分離され、1853年にルイ・パスツール（1822〜95）により命名されていた物質であった。分離されてから70年の歳月が過ぎていた。

なお、ウエンケバッハは、1920年、ウィーン陸軍医学アカデミー内に、永久的な医学博物館を設立したことでも有名である。ウィーン郊外にある墓碑にはウエンケバッハ夫妻の名前のみが記されているが、墓の上には、水甕（みずがめ）の水を飲んでいるヘビの彫刻が飾られている。彼は、常々、「I am not a great man. I am a happy man」（「私は偉人ではなく、幸福な人である」）といっていたという。

米国では、不整脈にキニジンは頻繁に使用されているが、心室の速脈と下痢を誘起するため、使用時には十分な注意が必要である。

ところで、キナの木の原産地のペルーでは、古来不整脈や血栓症の発生率は低かったのであろうか。もっとも、コカの葉を噛む土地の人々がコカイン依存症になることはなかったから、キニーネやキニジンを飲んでいても、日常の健康には影響がなかったかもしれない。因みに、コカの葉から摂取されるコカインの量は、コカイン依存症患者の吸飲量の10分の1以下である。

ジントニックの効果

17世紀ごろからオランダの植民地となったインドネシア、18世紀の半ばごろから英国の植民地となったインドでは、マラリアが猛威を振るっていた。そのため、植民地に滞在する人々はマラリア予防のためキニーネの入っているトニックウォーター（炭酸飲料）を飲んでいた。このトニックウォーターにジンを混ぜてカクテルにすると、きわめて爽やかで飲みやすいジントニックとなった。オランダの人々は国産のジュネバ（ジュニパーベリー）、英国人はドライジンを入れてカクテルを作っていた。レモンやライムを入れるとさらに風味が増す。抗マラリア作用が発現する濃度であろうが、不整脈にも効果が出る濃度であったと考えられる。

オランダも英国も、長期にわたり東南アジア地域やインドを統治したが、このジントニックによるマラリア対策が功を奏したといわれている。

なお、ジンの由来であるが、この酒は1660年、オランダのライデン大学医学部*のフランシスクス・シルヴィウス教授が薬酒として考案したという説がある。ジュニパーベリーをアルコールで蒸留し、利尿、健胃、解熱薬として発売した。1689年、オランダのオレンジ公ウィリアム(1650〜1702)が英国王となるや、ジンも英国に持ち込まれ、愛飲された。オランダの場合、主原料としては、大麦麦芽、トウモロコシ、ライ麦を使用している。要するに、ジンは穀物を主原料にした蒸留酒である。

ポスト・キニジン(局所麻酔薬)

ウエンケバッハにより、不整脈の治療に有効なくすりがあることが報告されると、心疾患に従事する多くの人の関心を集めた。つまり、方向性が示唆されたからである。

ウィーンのカール・コラーがコカインの局所麻酔作用を発見するや否や、薬理学、生理学の分野においてコカインを使用した種々の実験がなされた。1908年、M・コックマンとF・ダエルは、電気刺激で引き起こした実験動物の期外収縮がコカインの表面適用で抑制されることを発見した。次に、プロカインの効果がヒトで検討され、局所的、全身的投与では、キニジンと同様に心臓の興奮を抑え、また心臓外科時に発生する不整脈を抑制した。しかし、エステル結合を有するために作用時間が短く、また中枢神経に対する影響、経口投与が不可などの欠点があった。この欠点を克服するくすりとして、L・C・マークらにより、1951年にプロカインアミドが開発された。しかし、プロカインアミドの副作用はキニジンと同じであった。

ウエンケバッハは自らを「偉人ではなく、幸福な人である」といっているが、学問的には、非常に優秀な人であったことは間違いない。彼の心臓に関する総説を数報読んだが、実に緻密な頭脳の持ち主であり、実験技術も相当なレベルと考えられる。したがって、彼が当時のヨーロッパの最高学府ともいわれたウィーン大学に招聘されるのは時間の問題であったろう。

もし、彼がその才能を高く評価されて、1912年以前にウィーン大学に招聘され

＊オランダのライデン大学と聞くと、真っ先に「ライデン瓶（Leyden jar）」を思い出す。この瓶は、1746年、大学のピーテル・ファン・ミュッセンブルーク（1692～1761）博士が考案したもので、静電気を集めた一種のコンデンサーである。博士は、この瓶の絶縁された真鍮の棒に触り、電気ショックを受け、その後2日間寝込んだと記録されている。ニトログリセリンを最初に合成したトリノのアスカニオ・ソブレロ教授も、製品に火をつけたとたんに爆発し、顔に怪我をしている。

ていたら、キニーネの効果を知っていた自国の不整脈の患者に出会うことはなく、キニーネの抗不整脈作用の発見は遅れたであろう。ウィーンにいたら、東南アジアに植民地を持たないオーストリアのことだから、キニーネを飲む機会の多い患者を診る機会はまずなかったと考えられる。心臓の疾患でも、特に不整脈に興味を持っていたウエンケバッハがオランダ人であり、植民地で活躍している同国人の診察をオランダで実施していたということから、偶然というか、必然というか、彼はキニーネの抗不整脈作用を発見した。英国でジントニックを愛飲している医師は、英国にもまたインドにも多数いたはずだが、残念ながら、キニーネを抗マラリア薬としてのみ理解していたようだ。このように同じ環境にありながら、ちょっとしたことから、くすりを発見するか、見過ごすかに分かれる。キニーネに関しては、ウエンケバッハは「幸福な人」というより、むしろ「幸運な人」であったともいえる。

マラリア原虫の発見

ウエンケバッハとは分野は違うが、一人の英国人医師がインドでマラリアの研究をしていた。彼の名前はロナルド・ロス（1857～1932）で、インドのヒマラヤ山麓（さんろく）アルモラで、英国陸軍大将の息子として生まれた。父親の懇請で、英国で医師の免許を取得後、インドの医療部隊に所属した。1888～92年の間はロンドンに戻り、細菌学を勉強し、マラリアは蚊が媒介するという仮説を立てているパトリック・マンソン（１８４４〜１９２２）の指導を受けた。そしてインドに再度赴任後、１８９７年には、マラリアに感染した患者を刺したハマダラカの胃の中に、マラリア原虫を発見した。マンソンの仮説であった「蚊がマラリアの介在生物である」を実証したわけである。この業績により１９０２年、第二回のノーベル生理学・医学賞を受賞した。ロスもインドにいる間は、ジントニックかキニーネそのものを飲んでいたことであろう。したがって、１９１２年にウエンケバッハがキニーネの抗不整脈作用を発表した時は、驚いたに違いない。

２０２０年、マラリアの感染者数は2億４１００万人、死亡者数は62万人以上とＷＨＯは報告している。現在、ＷＨＯはマラリアに耐性のできにくい新薬の開発と並行して、アフリカのマラリアの多発地帯に住む各家庭に殺虫剤で処理した蚊帳（かや）をひと張りずつ送っている。となると、ヘロドトスが記載したような、エジプトの漁師が寝る時は周りに網を立て廻して寝たのと同じ原理が、２５００年後の今でも通用するということのようだ。しかし、蚊帳の編み目が細かいと息苦しさを感じさせるので、蚊帳を嫌う人もいるという。

ハマダラカは入れないが、空気の流通は十分に確保できる蚊帳の工夫が必要となっている。人類の叡智（えいち）も、ことマラリアとなると最後は蚊帳に頼らざるをえないのは、何とも残念の一語に尽き、創薬の更なる発展が待たれる。地球の温暖化により、ハマダラカが現在の温帯地域にも棲息（せいそく）し始める可能性も危惧（きぐ）されている。

◎参考文献

ハロルド・バーン『くすりと人間』（高木敬次郎、粕谷豊訳）岩波書店（1965）
マーシア・ウィリス『図説　探検の世界史7　南米の謎をさぐる』（大貫良夫訳）集英社（1975）
ウォルター・モデル、アルフレッド・ランシング『薬と人体』（宮木高明訳）タイムライフブックス（1975）
Goldman MJ : *Principles of Clinical Electrocardiography.* Lange Medical Publications, 1982
Szekeres L, Papp JG: The discovery of Antiarrhythmics. *Discoveries in Pharmacology* vol 2, 1984
ノーマン・テイラー『世界を変えた薬用植物』（難波恒雄、難波洋子訳注）創元社（1972）
アイザック・アシモフ『電気ってなに？』（竹内均監訳）教育社（1982）
青木国雄『医外な物語』名古屋大学出版会（1990）
ウリョーア、フワン『南米諸王国紀行』（牛島信明、増田義郎訳）岩波書店（1991）
村上枝彦『人物化学史事典』海游舎（1994）

ロバート・S・デソウィッツ『マラリアvs.人間』（栗原豪彦訳）晶文社（１９９６）
友枝啓泰、染田秀藤編『アンデス文化を学ぶ人のために』世界思想社（１９９７）
ロイストン・M・ロバーツ『セレンディピティ』（安藤喬志訳）化学同人（２０２２）
大地陸男『生理学テキスト 第4版』文光堂（２００３）
浅井信雄監修『なるほど世界知図帳』昭文社（２００４）
吉村喜彦「ジンの青い風」『dancyu ２００２年6月号』プレジデント社（２００２）
渡辺考『プロパガンダ・ラジオ　日米電波戦争　幻の録音テープ』筑摩書房（２０１４）
南雲清二「キナの国内栽培成功までの軌跡」ファルマシア51巻8号（２０１５）
泉彪之助「キナ樹皮渡来の伝説をめぐって、チンチョン伯爵夫人説とイエズス会説」日本医史学雑誌（１９９７）
ロイストン・ロバーツ『セレンディピティー　思いがけない発見・発明のドラマ』（安藤喬志訳）化学同人（１９９３）

第9章　条件反射とモルヒネおよびコカイン

サンダルの音

鐘が止む。と、新三郎の耳にいつもの方角から駒下駄の音が——いつもよりゆるゆると近づいてきた。カランコロン、カランコロン。新三郎の額に脂汗がにじむ。新三郎はあわてて震える手でお経をとりだすと、声をはりあげ唱え始めた。足音はいよいよ近づき——生垣を過ぎ——ぴた、と止む。（中略）……節穴から夜の闇を覗（のぞ）いた。お露がいた。そして牡丹の灯籠をさげたお米。二人は戸口に貼られたお札を、じっと見つめている。

——小泉八雲「宿世の恋」（平川祐弘訳『怪談・奇談』、講談社学術文庫）

八雲の作ではあるが、原作は落語家三遊亭円朝の人情噺であり、一般には「牡丹灯籠」として知られる怪談である。筆者が中学生の頃、ラジオでこの怪談が連続放送されていたが、怖い話に引かれて、毎回聴いていたことを思い出す。八雲の書には、カランコロンとあるが、漫談家（徳川夢声（むせい）？）は、カラーン・コローン、カラーン・コローンと余韻を持って話すので、夜の静寂をぬって、幽霊が当てもなく、さ迷っている風景が浮かび、背中がゾクッとしたものだ。本来、日本の幽霊には、足がないはずだが、このお露さんは、なぜか足があって、駒下駄を履いている。武家の娘とはいえ、生前はちょっとお洒落（しゃれ）な女性であったのだろうか。

さて、このカラーン・コローンであるが、同じような音を出す木皮製のサンダルの音が、学問の世界で大きな発見に繋（つな）がった。もちろん場所は江戸の町角ではなく、ロシアのサンクトペテルブルクである。

ハイデンハイン・ポーチ

ルドルフ・ハイデンハインが所属していたブレスラウ大学は、以前、プロイセン領（ドイツ領ブレスラウ）にあったが、第二次大戦後はポーランド領になり、ヴロツワフ大学に改名された。分割、合併などと戦禍にまみれてきた東欧圏とはいえ、医学の歴史では、有名な大学の名称が変更されているのは、筆者にとっては驚きであった。

ともあれ、ハイデンハインは、ブレスラウ大学の医学部生理学教授であった。胃の機能および形態に関する先駆者で、１８７０年代に、胃酸分泌細胞である壁細胞、ＥＣＬ細胞などを最初に組織学的に確認している。また、純粋な胃液を採取する目的で、イヌの胃を切断し、一部を胃瘻（以下ポーチ）として、そこにステンレス製の瘻管を挿入し、胃液を体外に導出した。つまり、一般にはハイデンハイン・ポーチ、あるいは神経も切断されているために除神経ポーチとも呼ばれるポーチを考案した（1879年）。このポーチの使用により、餌などの胃内容物、胆汁など腸からの逆流物の混入が防げるので、純粋な胃液が採取できる。ヒスタミン、ガストリンなどの投与により、胃酸分泌が強力に刺激されるので、酸分泌抑制薬の効力評価に応用できる。

このポーチ犬を使用して、消化性潰瘍の画期的治療薬である、ヒスタミンH2－受容体拮抗薬（シメチジン、ラニチジン、ファモチジンなど）、さらに胃プロトンポンプ阻害薬（オメプラゾール、ランソプラゾール、ボノプラザンなど）の効果およびその持続時間が確認され、今日臨床で広く使用されている。

筆者は、ポーチの作製手技は、米国に留学中（ニューヨーク州ロチェスター大学）に同大学病院の内科を主宰していたウィリアム・チェイ教授からご教示いただいた。またその時、ステンレス製の瘻管をもらった。帰国後複製品を作製し、研究に使用した。この瘻管およびその装着手技は、日本の医学部や製薬会社の研究者により、汎用されている。なお、チェイ教授は、米国テンプル大学医学部サイモン・コマロフ（1892～1964）の直弟子である。コマロフは、ロシア系ユダヤ人で、スターリンの迫害から逃れて、米国フィラデルフィアに移住していた。『屋根の上のバイオリン弾き』

の主人公テヴィエと同じような運命を辿った人のようだ。コマロフは、ロシアにいた頃、パブロフの研究室で3年間実験の指導を受けている。チェイ教授は、テンプル大学時代に、コマロフの薫陶を受けた。このポーチ犬は、ポーチ作製後数年間は、実験に使用できる。

筆者は以前、フランスのパリ大学にボンフィル教授を訪ね、研究室を紹介してもらった。その時は、ハイデンハイン・ポーチを持つネコを見る機会があった。実験者は、まるでお気に入りのペットのように、そのネコを取り扱い、実験をしていたが、動物愛護精神に溢れているのがよくわかり、感動した。実験中、猫はおとなしく、実験者の顔を見ていた。

イワン・ペトロヴィッチ・パブロフ

イワン・ペトロヴィッチ・パブロフ（1849～1936）は、モスクワの南東約180キロメートルにあるリャザンの貧しい牧師（兼農家）の長男として生まれた。しかし、優秀な学業成績と貧困証明書を有していたために、奨学金を得て、サンクトペテルブルク大学で自然科学を学び、四年生の時に、膵臓が迷走神経の支配を受け、神経刺激で膵液を分泌することを証明した。その業績により、パブロフは金メダルを授与され、得意満面であったろう。まさか、将来、その膵臓への神経支配の発見で、弟子の実験成果を深く考えることなく、ほぞを嚙むことになるとは、夢にも思わなかったのではないだろうか。

次に内科・外科専門学校（後に、陸軍軍医学校）に進学した。在学中に、セルゲイ・ボトキン（1832～89）の臨床研究室で生理学研究に従事した。1879年に学校を卒業し、ひき続きボトキンの研究室で生理学の研究に没頭した。といっても、研究室は門番の住まいを改修して使用したと言われている。

1881年、サンクトペテルブルク大学の同期生であったセラフィマ・カルチェヴスカヤと結婚した。しかし家計は非常に苦しく、一時、夫人は家計を節約するために、パブロフの弟の家に預けられたが、その旅費も、弟の負担であった。パブロフには、5人の子どもがいた。

奨学金を得て、1884～86年にドイツに留学した。パブロフはブレスラウ大学のハイデンハイン教授の研究室では、ハイデンハイン・ポーチ犬（除神経ポーチ）の作製方法を学んだ。その時、教授は神経の走行を保ったポーチの作製も試みていたが、成功しないことも見ていた。ライプチヒのカール・ルートヴィヒ（1816～95）教授の研究室では、循環器系の生理学を学んだ。ルートヴィヒは、1847年、血圧測定のための回転式キモグラフを考案し、実験結果を煤煙紙に連続的に記録できるようにした。彼は、更に動物臓器の生体外保存に成功した。筆者の学生時代、実験動物などの咳反応を記録した時、このキモグラフを使用し、煤煙紙に結果を記録し、ニスで固定したことを覚えている。実に小さな反応も、煤煙紙の上に明白な線の形で表れる。パブロフは、「自然科学者にとっては、一切は方法にかかっている」と公言している。このキモグラフと煤煙紙を使用した時の感動も、その言葉の基礎にあったのかもしれない。もちろん、彼自身の考案である「唾液採取管」、「パブロフの小胃」も、優れた実験方法の確立、考案であったが。

「条件反射」の発見

パブロフは留学から帰国後、循環器系の生理学の研究が一段落すると、次に唾液分泌の研究を始めた。彼の共同研究者であったD・D・グリンスキーが1895年に考案した方法を使用して各種の実験を行った。試験管を頬につけたイヌが、給餌係の木皮製サンダルの足音だけで、つまり、カラン、コロン、という音を聞くだけで、唾液が分泌されるのを観察した。イヌは足音と餌との関連を学習していた。パブロフは唾液分泌に関しても実に沢山の実験を行っているが、以下に例を挙げる。

イヌの口に石を入れると、イヌは吐き出すが、唾液は出ない。その石を砕いて砂状にしたものを舌に載せると、唾液分泌は亢進する（無条件反射）。イヌから離れた所に、乾いた餌を置くと、イヌの唾液分泌は亢進するが、湿った餌を置くと、唾液は出ても少ない。石を見せても唾液は出ないが、砂を見せると唾液は分泌される（条件反射）。
これらの実験結果から、パブロフは、反射を二種に分類した。一つはイヌが生来持っている「無条件反射」と、学習により得た後天的な「条件反射」である。
過日、テレビで、イヌの「条件反射」が紹介されていた。イヌの鼻の部分に少し太めの輪ゴムをはめると、イヌは足を伸ばして外す。ご褒美にお菓子を与える。これを繰り返すと、10分もしないうちに、ただ単に輪ゴムを見せただけで、足を伸ばして、輪ゴムを外すふりをしていた。

「パブロフの小胃」

唾液分泌の研究が一段落した後、パブロフは正常の胃の機能を解明するために、除神経したポーチではなく、神経支配を有するポーチ、すなわち今日「パブロフの小胃」として知られるポーチの作製を試みた。しかし、実験の名手であったパブロフも、パブロフの小胃の作製の成功まで、約30匹のイヌを使用し、約半年の時間を要したとある。師であるハイデンハインも、この神経付きのポーチを作製するために、数年間実験をしたが、最終的には諦（あきら）めている。「出藍（しゅつらん）の誉れ」という言葉があるが、師の考案した除神経ポーチ犬をさらに工夫して、１８９４年、神経支配を有するポーチの考案に成功した。

ロシアの生理学の第一人者イワン・セチェノフが、パブロフの実験室を訪ねて、彼の実験を見た時、パブロフの手技は、実験の名手でもあるカール・ルートヴィヒ以上だと感動した。パブロフは両手利きで、天性の実験の名手だったようだ。

彼は、パブロフポーチを有するイヌを使用して、唾液分泌で発見した「条件反射」という現象を胃でさらに詳細に研究した。この反射は、ハイデンハイン・ポーチ犬を使用している限りでは発見できない。反射は常に神経を介するので、除神経した胃では反射は発現しない。パブロフは、彼が考案したポーチを使用し、胃液分泌と中枢神経との関連性を発見し、胃液分泌の神経説を提唱した。また、生理学の教科書には必ずといってよいほどイヌの図が記載されている。このポーチを使用して、偽餌法による胃液分泌の発現を観察した。この方法では、イヌは食物を口から摂取するが、食道の一部が切開されているため、餌はここから体外に落ちて、胃に到達できない。しかし、胃液は分泌されている。

「沈黙の塔」

パブロフはイヌを外界との隔離のために、壁の厚い特殊な「条件反射箱」に入れた。実験者は、特殊な装置により、動物を見たり、その声を聞いたり、箱の中にあれこれと刺激を加えたり、条件的、または無条件的な食餌反射、防御反射を作り出し、その

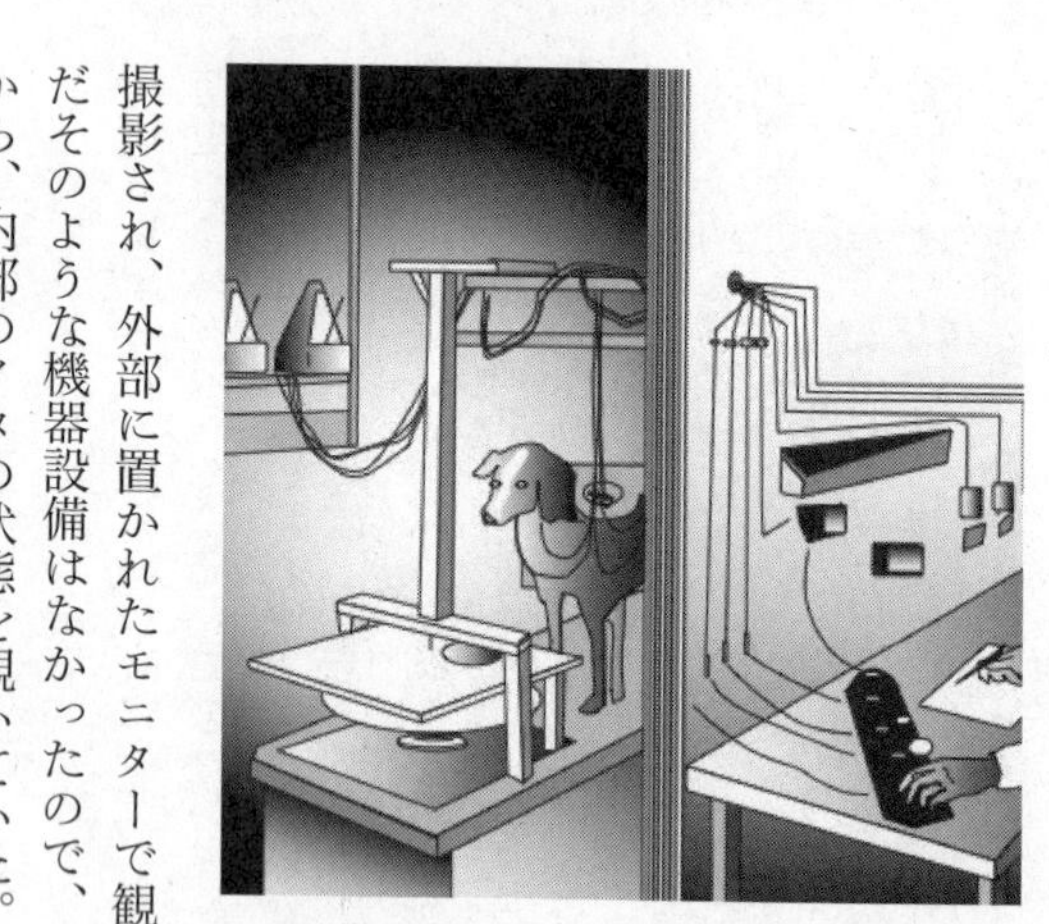
条件反射づけ（メトロノームと餌の実験）と
隠し窓（右中央）からの実験

量的、質的な特性を正確かつ客観的に測定できるようにした。ある篤志家の支援で、パブロフ一派は、「沈黙の塔」という建物を建設した。二階建てで、一階と二階の間に、中二階を設けてある。各研究室は外部から一切影響を受けない。大型の「条件反射箱」であったのであろう。

　以前、日本のある研究室を訪問した時、マウスの行動を詳細に観察するために、特別な部屋があり、部屋の上部に設置されたカメラで内部が撮影され、外部に置かれたモニターで観察が行われていた。パブロフの時代には、まだそのような機器設備はなかったので、パブロフやその弟子は、実験室の上方の小窓から、内部のイヌの状態を覗いていた。カラーンコローンと音を聞かせて、「牡丹灯籠」の新三郎のように、イヌの唾液分泌が亢進されるのを観察した。もっとも、新三郎とは違って、パブロフの場合、脂汗は流してはいなかったと思うが、彼の日常のモットー「観察、そしてまた観察」の時であり、息を呑んで、イヌの反応を見守っていたことは察せられる。

筆者は、サンクトペテルブルクで開催された国際シンポジウムに招かれ、「沈黙の塔」を見学した。実験施設と彼の日常生活が偲ばれる机などが置いてあった。その後パブロフのアパートも訪問したが、入り口の扉を開けると、ギィーという鈍い音がして、建物は老朽化していた。が、内部は、彼が住んでいた時と同じように保存されており、立派な内装であった。

偽餌法の考案

偽餌法は、食物が胃に接して起きる無条件反射の影響が除去できる実験方法である。この実験から、胃液分泌には、脳からの刺激が神経（迷走神経）を経由して胃に達し、分泌を亢進することが理解された。すなわち、ポーチ犬の給餌係が、定刻になると、餌を入れた容器を持って来るが、犬舎の廊下に響く、木皮製のサンダルの足音を聞いただけで、唾液と同様に、イヌのポーチから胃液が出てくることが観察された。一つ方法が考案されると、万人が使用でき、またそれを使用して、未発見の事実が次々と解明され、科学が進歩する。

余談だが、パブロフがドイツで開催された国際生理学会に出席した時、ヒトラーが挨拶(あいさつ)に立つや否や、聴衆が「ハイル・ヒトラー！」と手を挙げたという。それを見ていたパブロフは、「あれは条件反射だ！」と、側にいた米国の脳外科医ハーヴェイ・クッシングに話したという。

条件反射と無条件反射

前述したように、条件反射は無条件反射の基礎の上に成り立つ反射である。例えば、希釈した酢の口腔(こうくう)内への注入による唾液分泌、次に酢入りの注射筒の表示のみによる唾液分泌、あるいは飼料の投与による胃液分泌、同時に聞かせた給餌係のサンダルの音、メトロノームなどの無関係な刺激（無関刺激）を聞かせることによる胃液分泌の発現などである。つまり、両者を関連して学習させることにより、実際に酢や餌がなくとも、唾液分泌、胃液分泌反応が発現する反射である。したがって、反射機構には、五感（味覚、聴覚、視覚、嗅覚、触覚）が主として関与すると思っていた。しかし、『パブロフとその弟子たち』（柘植(つげ)秀臣編、恒星社厚生閣）を読んでいると、薬理学的に実に興味深い記事があり、臨床応用の可能性が考えられたので、紹介する。

「嘔吐(おうと)、呼吸困難、眠気、睡眠などを起こさせるモルヒネ溶液をイヌに数日間皮下注射すると、単なる注射行為（生理食塩水の皮下注射、単に注射針で皮膚を突き刺すことなど）だけでも、嘔吐、呼吸困難、眠気、睡眠という同じ一連の反応を起こすようになる」。パブロフは、「このように、神経による一時的結合は、動物の世界でも、人間においても、最も普遍的に見られる生理的現象だ」と述べている。

痛みの制御

人が医師を訪ねる最大の要因は、いかなる部位であれ、ある閾値(いきち)を超えた痛みが発生した時、その除去を望むことによる。虫歯で歯が痛まなければ、歯科医を訪問することはないであろう。耐えきれない頭痛、腹痛がなければ、内科医を訪問することはないであろう。したがって、痛みを訴えて来院する患者の治療に、医師はより優れた鎮痛薬を持ちたいのは当然である。モルヒネの鎮痛効果は絶大であり、「神のくすり」とまで呼ばれているが、ごく最近まで、このモルヒネを日常の医療の場で使用することは躊躇(ちゅうちょ)されてきた。いうまでもなく、悪心・嘔吐、呼吸困難、便秘などの副作用、また身体的、精神的依存性および耐性の発現に対する恐れからであった。

現在モルヒネは、がんの痛み止めに汎用されている。S製薬に勤務し、モルヒネ製剤を担当している教室の卒業生I君に、大学院の特別講義で、「モルヒネの有用性」に関して解説してもらった。S製薬では、モルヒネ硫酸塩(徐放錠)を販売しているが、近年その使用は大幅に増加し、適切に使用さえすれば、かつて心配したような副作用はほとんど発現しない、と豊富なエビデンスを提示しながら説明した。しかし、年配の医師の中には、モルヒネの使用に対しては、いまだ慎重な方がおられ、滅多に使用されないとも聞いた。モルヒネの使用で、苦い経験をお持ちなのかもしれない。また、他にもオキシコドン、フェンタニルなどの強力な鎮痛薬があるのが理由かもしれない。

モルヒネと条件反射

前述したように、パブロフは、数日間の投与により発現するモルヒネの薬効が、生理食塩液の注射のみにても発現する、という条件反射の形成を発見した。筆者は今まで、薬物による条件反射に関しての知識は全くなかっただけに、驚くとともに、この条件反射を利用すれば、モルヒネの副作用を軽減できるのではと思った。つまり、条件反射を利用して薬物の長期連用を防げば、耐性がつかず、投与回数、用量の増加が防げるはずである。例えば、5日間モルヒネを連続投与する。次に、2〜3日間、全く同じ色の錠剤を服用、あるいは静脈内投与をするが、中には、モルヒネの代わりにプラセボとして乳糖を混入しておく。条件反射が消失する頃、再びモルヒネを数日間投与する。こうすれば、モルヒネの鎮痛効果は持続でき、また用量の増加に伴う副作用は軽減できるのではなかろうか。パブロフは、条件反射による鎮痛効果の発現には触れていないが、睡眠効果は発現しているので、鎮痛効果も発現したと推定できる。

もっとも、実験はイヌでなされているので、この結果のヒトへの外挿に関しては不明であるが、まだ実施されていなければ、研究の価値は十分にあるのではないだろうか。

サイロキシンと条件反射

パブロフは、生体内の酸化過程を大幅に増大する量のサイロキシン（甲状腺ホルモン）溶液を、同じようなやり方でイヌに注射すると、同じような偽の注射をしただけで、サイロキシン反応、すなわち酸化過程の増大が起こることを発見した。ある種の細胞を培養して、その培養した懸濁液を腹腔に注射すると、特殊な細胞の防御反応が起こる（注射された部分に白血球が集まる）。この注射を繰り返して行うと、この反応に対する条件反射を作り出すことができる。すなわち、懸濁液の偽の注射行為だけで条件反射を起こすことができる。また、動物の病的な状態に対しても、例えば実験的な痙攣性発作、悪寒、中毒などに対しても、条件反射を作り出すことができる。どうやら、モルヒネという特定の物質にのみ条件反射が獲得されるのではなく、ほかの薬物でも条件反射は獲得されるようだ。

生後、ミルクだけで飼育されたイヌは、肉やパンを見ても、胃液分泌は起こらない。ところが、1回か2回、肉やパンを味わったことのあるイヌは、肉やパンを見るだけで胃液分泌が亢進する。つまり、無条件反射がなければ、条件反射はつかない。逆に、無条件反射がつくならば、条件反射は必然的に誘起できるとすれば、今後は、新薬の開発などとともに、条件反射を応用した疾患の治療法も検討する余地はあろう。以下に述べるある報告では、治療方法ではなく、疾患の発生に条件反射を利用していた。

コカインと条件反射

グッドマン・ギルマンの『薬理書』の「中枢神経系に作用する薬物」の中で、コカインの箇所を読んでいると、以下の文章があった。

「コカイン使用者はしばしば投与される前にコカインを見ることにより、生理的な覚醒および薬物渇望の増大からなる強烈な反応が起こる(オブライエン等、1992年)」。つまり、使用者には条件反射がついており、モルヒネと同様な現象が認められている。

さらに、同書の24章の「薬物嗜癖と薬物乱用」の中で感作の項目を読むと、以下のようなことが記述されていた。「コカインやアンフェタミンのような興奮薬では、逆耐性または感作が起こる。……例えば、運動活性の増加をもたらすコカインのある用量をラットに毎日反復投与した場合、用量を一定にしたままであるにも拘わらず効果は数日後には増加する。条件反応もまたコカインに対する感作の一部かもしれない」

興味深いのは、「単にラットをコカインが期待されるケージの中へ入れるか、同じ条件下で数日間コカインを投与した後にプラセボを注射すると、あたかもコカインを実際に与えたかのように運動活性の増加、すなわち条件反応をもたらす」という点である。さらに、コカインを腹腔内に投与すると、ドパミン量が増加し、行動反応も増加する。コカインの注射を中止して3日後に、生理的食塩水を投与すると、何とドパミン量および行動反応の増加が認められた。その研究者は、この事実から、感作に関する研究はヒト被験者ではほとんど行われていないが、結果はこの現象が起こり得ることを示唆している、と結論している。

コカインはともかく、モルヒネに対する条件反射の効果の測定は、モルヒネの安全な使用のために、臨床治験が期待される。

人生模様

この〝唾液分泌の反射〟を含む業績で、1904年、パブロフはノーベル賞を受賞した。パブロフが勲章を一つも付けずに、授賞式に現れたので、スウェーデン国王はパブロフを社会主義者と恐れたという余談がある。

パブロフはノーベル賞が設定された第一回から推薦されている。推薦者の一人は、米国のジョンズ・ホプキンス大学のハウエル教授であった。本書の第7章で紹介したヘパリンの発見者ジェイ・マクリーンの指導教授だ。推薦した1900年、まだヘパリンは未発見であった。

さて、パブロフがハイデンハイン教授の研究室に出かけたのは1884〜86年であり、30代の半ば頃であった。一方、次章に登場する英国のアーネスト・スターリングが同研究室に留学したのは、1892年であり、二人が同じ時期に、教授の研究室にいたことはなかった。ブレスラウで学んだ二人が、消化の生理学で、一人は消化腺の研究から条件反射を発見し、もう一人は生体組織から生理機能を有する物質、ホルモンを発見した。

1897年、ハイデンハインは死去した。享年63歳。ハイデンハインがもう少し長生きしたら、かつてロシアから研究室に来ていた若い研究者のパブロフが、唾液分泌を対象に条件反射という現象を発見し、ノーベル賞を受賞したことを知ったであろう。生体の制御に神経の重要性を強調し、高く評価されたパブロフ。そして、今一人、英国から来た若い学者スターリングが、最初のホルモンを発見し、次々と有名な講演をしていると聞いたら、どれだけ喜んだであろう。自分の所に来た留学生が、神経とホルモンという生体の二大調節機構を解明したのである。留学生を引き受けた学者として最高の喜びを得たはずである。

パブロフの言葉

本書でこれまで述べてきた〈くすり〉が世に出てくる時には、多くの場合、大動物であれ、小動物であれ、動物実験で有効性および安全性を確認した後にヒトに応用されている。リシェのアナフィラキシー現象もイヌを使用した実験で発見された。局所麻酔薬のコカインも、経験的に人体で効果が予測できたが、まずモルモット、次にウサギで効果を確認後、ヒトで、効力を検査された。アナフィラキシー現象の発見は、現在実施されている各種の代替試験では難しかったであろう。

近年、国際的な動物実験基本理念に基づいて、動物をできる限り使用しない代替法が確立され、実施され始めている。

筆者も現在の動物実験に対する方針は十分に理解し、代替試験の重要性も認識している。が、かつて大学で研究していた時は小動物に加えて、イヌ、ネコ、ミニブタを使用してきた。あくまで、人体への「ヘルシンキ宣言」の基本理念に沿って、動物実験を行ってきたつもりだ。

最近、知己のある帝京大学の関水和久特任教授の講演を聴く機会があった。関水氏は、大学の寄附講座「カイコ創薬学」を主宰されている。実験動物としてカイコを使用するメリットは、安価な飼育方法、注射器によるサンプル液の注射が可能、採血が可能、バイオハザードの無視、薬の効き方における人との共通性（薬物の体内動態）と力説されていた。根拠は聞き忘れたが、カイコは賢い動物のようだ。ということは、中枢に作用する薬物の評価などもできる可能性がある。このカイコを使用した動物実験が普遍的に使用される日が待たれる。氏が大学院生時代は、マウスを使用されていたと記憶している。

パブロフの実験生理学上の特徴は、慢性実験法であり、生体の機能はできる限り、正常状態で観察し、理解することであった。例えば、イヌの血圧を測定するのに、まずイヌを十分に訓練し、無麻酔下で、イヌの皮膚を少し切開し、血管内に細い管を挿入する。その際、イヌはじっとしており、痛みの表現は示さない。また、イヌにポーチを人工的に作製し、イヌが手術から回復して、通常の生活に復帰してからポーチから胃液を採取して、胃の働きを研究した。パブロフは、ノーベル賞の受賞者講演で述べている。

「手術を受けた実験動物は、痛みで泣いたり、叫んだりすることはなく、健康で、楽しく実験台に上る。つまり、神経支配のある小胃を作製し、無麻酔で、その小胃を使用して、種々の研究を実施した。この小胃から、純粋な胃液が採取できる」

何事にも例外はある。パブロフが使用したイヌの中には、実験室に連れてこられると、猛烈に暴れて、実験台に置けなかったり、脱走を試みたりするものもいた。これには実験巧者のパブロフもお手上げだったようだ。当時、実験に使用したのは雑犬で、十分トレーニングができなかったのだろう。

筆者が、以前に実験で使用したのも主として雑犬であったが、ある時、米国の実験動物専門の飼育業者からビーグルを購入した。そのビーグルは動物の飼育室に着くや、すぐ筆者に飛びついて、じゃれついた。人を全く恐れておらず、友人に再会したような態度だった。

◎参考文献

柘植秀臣編『パヴロフとその弟子たち』恒星社厚生閣（１９７１）
朝日新聞社日曜版編集部編『世界 シネマの旅１』朝日新聞社（１９９２）
小泉八雲「宿世の恋」『怪談・奇談』講談社学術文庫（１９９０）
福島章監修、石田おさむ絵『マンガ フロイトの「心の神秘」入門』講談社（１９９９）
ポール・クイネット『パブロフの鱒』（森田義信訳）角川書店（２００１）
グッドマン・ギルマン『薬理書 第10版』（高折修二、福田英臣、赤池昭紀監訳）廣川書店（２００３）
Nobel Lectures. Physiology or Medicine, 1901-1921. Elsevier Publishing Company, 1967
永田豊、中沢滉、ニルス・コー・ストーレー編『ノーベル賞に輝く人々 ノーベル賞受賞の経緯とその諸団体』藤田企画出版（１９８３）

第10章　ホルモンの発見

神経とホルモン

生体機能を絶妙に制御しているのは、神経とホルモンの両系統であることはいうまでもない。神経を最初に発見した人、あるいは記載した人の名前は寡聞にして不明であるが、神経は肉眼で観察可能であるので、横隔膜神経など太い神経はギリシャ時代にはすでに判明していたと考えられる。ローマ時代になると、皇帝マルクス・アウレーリウス（121～180）の『自省録』（神谷美恵子訳、岩波文庫）にも、「そして、すでに死につつある人間として肉をさげすめ、それは凝血と、小さな骨と、神経や静脈や動脈を織りなしたものに過ぎないのだ」とある。その皇帝の侍医のギリシャ人ガレノスは、動物における運動神経の切断による筋肉活動の変化を詳細に記載している。もっとも、運動神経とは異なり、自律神経系の走行を確認するのはやや困難であったろう。

神経は、肉眼で容易に観察が可能である。横隔膜神経は赤鉛筆の芯位の太さで、指で引っ張ると、横隔膜を持ち上げられるほどである。自律神経系の迷走神経も、肉眼で容易に他の組織と識別できる。したがって、消化性潰瘍の治療に、胃酸を抑制するために、迷走神経を切除する外科的治療法もあった。

一方、神経と異なり、ホルモンは、分泌される組織、あるいは血液中に存在するが、肉眼では確認できない。したがって、このホルモンが発見されたのは、今からわずか120年ほど前のことである。

外分泌

消化管およびその付属臓器の肝臓、膵臓から消化に必要な物質および酵素が分泌されることは、19世紀にはすでによく知られていた。胃からペプシン、肝臓から胆汁酸、膵臓からアミラーゼ、リパーゼ、トリプシンおよびキモトリプシンなどである。膵液分泌に関して、F・リューレおよびJ・L・ラサインは、1825年、イヌの十二指腸内に酢を入れると、急速に胆汁と膵液が分泌されることを認めた。約70年後、パブロフ研究室のイワン・ドリンスキーは、イヌの十二指腸内に酸を入れると、膵液分泌が増加することを確認した。

しかしいずれの研究者も、その機序を深く追究しなかった。特に、ドリンスキーがその実験をしたのは1895年ごろと思われるが、パブロフが胃液分泌における神経系の重要性を強調していた時期である。またパブロフは膵臓にも迷走神経が走行していることを発見していた。したがって、ドリンスキーの実験成果も、いわゆる無条件反射の一つで、神経を介する反応と理解されていた可能性があった。

内分泌・ホルモンの発見

さて、最初のホルモンが発見された場所は、英国のユニヴァーシティ・カレッジ（ロンドン大学）の生理学教室であった。そこでは、二人の学者が消化管の生理学を研究していた。一人は、アーネスト・スターリング（1866〜1927）であり、今一人は、ウィリアム・ベイリス（1860〜1924）である。

まず、スターリングであるが、弁護士を父としてロンドンで生まれ、キングス・カレッジを経て、ガイ病院附属医学校で医学を学んだ。1887年にガイ病院の実験助手、1889年に医学博士、そして同年生理学講師となった。同時期に、ロンドン大学の非常勤研究員となり、ここでベイリスと知己を得た。スターリングは、エドワード・S・ショーファー（1850〜1935）が定年退職後、生理学教室の主任教授となり、1922年までその職にあった。

一方、ベイリスは、スタフォードシャー州のウルバーハンプトンで、富裕な製鉄業者の息子として生まれた。ロンドン大学で医学を学んだが、解剖の試験に落第し、医

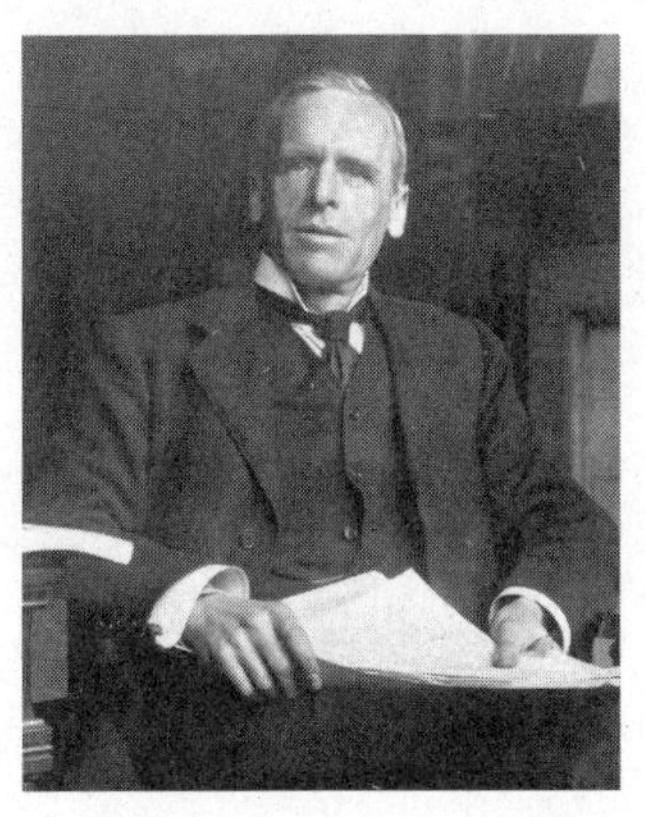
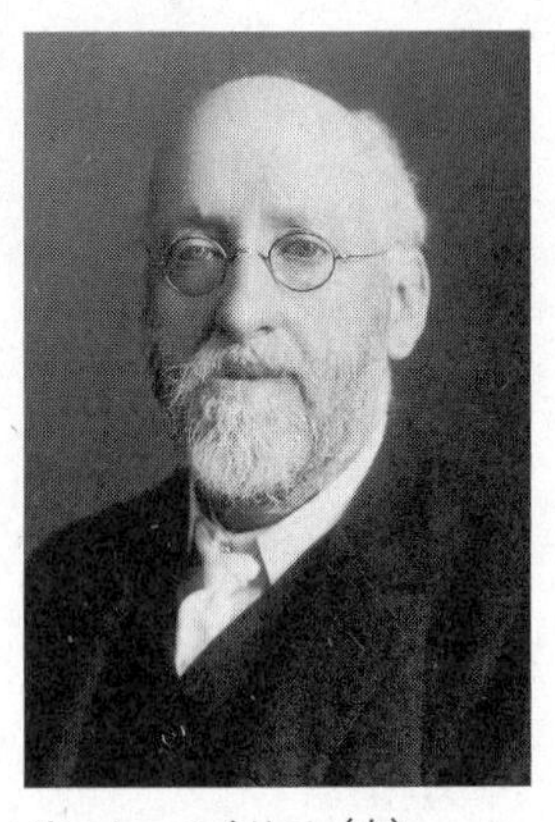

アーネスト・スターリング（左）とウィリアム・ベイリス（右）

師を諦めて生理学に転向した。1888年、オックスフォード大学ワダムカレッジを卒業後、再びロンドン大学に戻り、1912年に一般生理学の教授となり、以後学生の教育と研究に専念した。主に、神経系、消化器系、脈管系を専攻し、スターリングと共同研究をした。小腸の蠕動運動の研究では、優れた業績を残している。なお、ベイリスは、1893年、スターリングの妹のガートルードと結婚したので、二人の関係は義兄弟である。

セクレチンの発見

1902年1月16日、凍てつくように寒いロンドンの午後、ベイリスとスターリングは、約7年前に発表されたパブロフ門下のドリンスキーの実験に興味を持

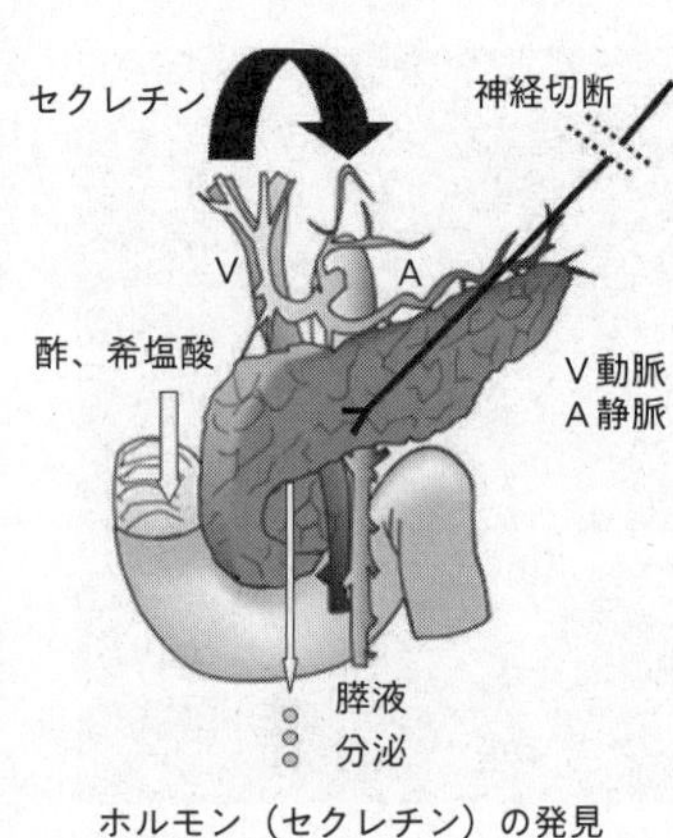

ホルモン（セクレチン）の発見

ち、追実験をしていた。イヌを麻酔し、除神経した空腸（小腸の一部）をループ状にし、膵外管に細いカニューレを挿し込み、分泌される膵液を採取した。十二指腸に弱酸を注入すると、ドリンスキーの報告と同様に膵液が数分間分泌されるのを確認した。分泌が停止した後で、酸を空腸ループ内に投与すると、かなり大量の膵液が分泌された。その後空腸を摘出し、弱酸性下で粘膜から得られた抽出液を静脈内に投与した結果、膵液が分泌された。弱酸の静脈内投与では、膵液分泌は起きなかった。

つまり、膵液分泌には神経系を介さない経路があり、化学伝達物質の存在が予見された。彼らは「secrete（分泌）される物質」ということで、１９０２年、この物質をセクレチンと命名した。

スターリングは、セクレチンのような内因性物質に対する適切な医学用語を探していた。たまたま出会った生化学者ウィリアム・ハーディ（１８６４〜１９３４）に相談したところ、ハーディは友人の古典学者W・T・ヴェシーに意見を求め、「興奮する」「引き起こす」などを意味するギリシャ語の ormao を示唆されたという。

後日解明されたが、セクレチンは、十二指腸のS細胞（組織学的には、小さな顆粒(かりゅう)を有する細胞）から分泌されるポリペプチドであり、27個のアミノ酸からなる。なお、セクレチンには、膵液分泌促進のほかに、胃酸分泌の抑制、ペプシン分泌の亢進(こうしん)、インスリン放出促進作用もある。

ガストリンの発見

このセクレチンの発見に刺激された英国セント・バーソロミュー病院のジョン・エドキンス（１８６３〜１９１０）は、イヌの胃幽門部から胃のセクレチンとも呼べるガストリンの抽出に成功した。ガストリンは、胃粘膜のG細胞から分泌され、17個のアミノ酸からなるポリペプチドで、胃液分泌の刺激、胃腸粘膜の増殖促進因子でもある。

エドキンスにより胃液分泌を刺激するガストリンの発見を知ったスターリングは、１９０５年、王立生理学会で、「生体機能の化学的相関」について講演した。その講演の中で、ハーディとヴェシーにヒントをもらって、セクレチン、ガストリンなどの生体に存在する化学伝達物質に「ホルモン」という名称、定義を与えることを提案し、受理された。ブレークスルーであった。スターリングは、さらに、ウィリアム・ハーヴェイ記念講演会で、「将来、これらのホルモンは、生体で不足している場合は補充療法が可能であり、皮下注射ばかりではなく、経口的にも服用できるであろう」と予測している。

スターリングの予測とは異なり、これらの二つのホルモンは、ペプチド（アミノ酸が結合したもの）であるために、消化管で破壊され、経口的に補充することはできなかった。

コレシストキニンの発見

その後、米国のアンドリュー・アイビー（1893〜1978）により、1928年、十二指腸粘膜からコレシストキニンが抽出された。（ギリシャ語の、Chole 胆汁、cysto 胆嚢（たんのう）、kinin 動く、つまり、胆嚢を刺激するホルモン）。このコレシストキニンは、I細胞から分泌され、33個のアミノ酸からなるポリペプチドで、胆汁分泌を促進し、その結果、摂取された脂肪、タンパク質が分解される。

50年ほど前、日本では胆嚢の機能を測定するために、生卵を摂取して、胆汁分泌を測定していた。現在では、コレシストキニンの注射で、胆嚢機能の測定が容易にできる。筆者が、アトランティック市で開催された学会で、新しい十二指腸潰瘍モデルを発表した後、アイビー博士が寄ってこられ、コメントを頂いた思い出がある。博士は、若い頃は、消化性潰瘍の研究をされ、『Peptic Ulcer』という著書もある。

一連の消化管ホルモンの発見後、下垂体、甲状腺、副腎(ふくじん)、生殖腺などからも、次々とホルモンが発見され、その生物活性の高さ、また生体の恒常性への重要性から注目を浴びるようになった。中でも、ステロイドホルモンは種々な疾患に使用されている。

スターリングの研究歴

さて、二人はどのような背景で、神経支配を除去した臓器を使用して、化学伝達物質セクレチンの発見に至ったのであろうか。

まず、スターリングであるが、彼は大学を出ると、多くの偉大な先人たち（パラケルスス、コペルニクスなど）と同じく、ヨーロッパ各地を訪ね、著名な学者の研究室に暫(しば)く滞在している。まず、1885年夏、19歳の時、ドイツのハイデルベルクに、ウィルヘルム・キューネ（1837〜1900）を訪ねている。キューネの実験室では、膵臓から分泌されるトリプシンの抽出に成功していた。彼らは、膵臓をすり潰(つぶ)して、抽出物を肉片に浸すと、肉片が消化されることを発見し、酵素（enzyme）という名称を提案していた。臓器からの活性成分の抽出という点では、パイオニアともいえる一人であったと思われる。

1892年には、ブレスラウにあるハイデンハイン教授の研究室に留学している。

第9章で述べた通り、そこではイヌの胃液分泌機構に関する研究は大きなテーマの一つであり、教授は除神経胃ポーチ（別名ハイデンハイン・ポーチ）の作製に成功していた。このポーチを有するイヌの特徴は、食物を摂取している時以外は、胃液の分泌はほとんど発現しないことである。

スターリングは、英国に帰国後、消化管の生理学、特に膵臓の機能に興味を持ち、研究を始めた。おそらく、キューネの研究室で膵臓から消化酵素の抽出という技術、ハイデンハインの研究室で除神経した胃の実験を見聞していたので、膵液分泌に的を絞ったのであろう。ともかく、スターリングは先人たちの考え、技法を応用して、セクレチンの発見で歴史にその名前を残した。一方、ベイリスであるが、彼は海外にはあまり出かけず、もっぱらロンドン大学で教育と研究に従事したようだ。

ベイリスとスターリングの実験室

のちにノーベル賞を受賞したオーストリアのオットー・レーヴィは、1901〜02年にかけての数ヵ月、彼が28歳の時、英国のスターリングの研究室に留学している。セクレチンが発見された時期とちょうど重なり、研究室は非常に活気に溢(あふ)れていた頃であった。世界的に高名な研究室なので、レーヴィは夢と憧(あこが)れを持って訪問したようだ。しかし、研究室は非常に粗末な部屋であり、その実験設備の貧しさには唖然(あぜん)となった彼の自伝に書いてある。

短い滞在ではあったが、ベイリスやスターリングの生理学の講義を聴講し、二人の研究室で実験をしていたヘンリー・デールと知己になり、以後レーヴィとデールの交流は長く続いた。そして、神経伝達物質の証明、物質がアセチルコリンであることを確認した功績で、1936年、二人は揃って（そろ）ノーベル賞を受賞した。神経一辺倒であった当時、ホルモンを発見して体液性成分の重要性を強調したスターリング、その研究室で知り合った二人が、後年神経伝達物質を発見したのは、まさに奇縁としか言いようがない。ロンドン大学にあるスターリングたちの研究室は、現在でも保存されているという。

彼らの研究業績への評価にも触れてみよう。まず、ベイリスはセクレチンの発見などに対し、王立協会のロイヤルメダル（1911年）とコプリメダル（1919年）、そして英国では最高の栄誉であるサーの称号（1922年）を授与された。62歳の年であった。ベイリスの業績の一つには、大出血した患者の治療における生理食塩水での輸液の考案がある。この輸液による治療は、第一次世界大戦における兵士たちの戦傷治療に威力を発揮した。また、『Principles of general physiology（一般生理学原理）』という本は、教科書としてベストセラーとなったとか。

一方、スターリングもセクレチンの発見のほか、体液が血管から組織に移動する仕組みに関する「スターリング仮説」、心肺標本の作製と「スターリングの心臓法則」として知られる心機能の解明など、ベイリスに勝るとも劣らぬ業績を挙げているが、スターリングには、サーの称号は与えられなかった。スターリングの性格がかなり攻撃的で、当時の政治にかなり批判的であったのが原因ともいわれている。彼の経歴で述べたように、父親は弁護士で、遥(はる)か遠いインドで開業し、スターリングはほとんど会っていない。成長期に父親がそばにいなかったことが、彼の攻撃的な性格を形成した一因であったかもしれない。

次のような例もある。イタリアのファシストの総統ムッソリーニが、その性格の狷(けん)介(かい)さを指摘された時、猛烈に怒って言ったという。「両親の愛情を全く受けずに育ったこの私に、諸君はどのような性格を期待しているのかね!」

また、偉大な物理学者ニュートンの父は、彼の生前3ヵ月前に死去。3歳の時に母は、ニュートンを祖母に託して、再婚した。このことは彼に、怒りっぽさと、ある種の冷酷な性格を植え付けたとも言われる。

ベストとバンチング

このベイリスとスターリングの栄誉と性格を考えると、同じ膵臓の研究という点で共通という意味ではないが、インスリンを発見したベストとバンチングを思い出す。

温厚なベスト、そして短気で、本気で同僚と殴り合いをするバンチング。もっとも、ノーベル賞の栄誉に輝いたのは、バンチングであったが、飛行機事故で落命することがなかったら、それからの人生はいかがであったろうか。学者も並はずれた業績を挙げると、栄誉はともあれ、性格まで歴史に残るようだ。

ベイリスとスターリングはノーベル賞の有力な候補だったが、第一次世界大戦が勃発し、賞は沙汰止みになった。1918年にノーベル賞の選考委員会が開かれた時、彼らの業績はすでに古くなっていた。1920年のノーベル賞は、毛細血管に関する解剖学的、生理学的研究に対して、アウグスト・クローグ（1874～1949）に授与された。

1927年、スターリングは、一人でカリブ海を航海中に船室で死んでいるのが発見された。享年61歳であった。ジャマイカへの旅の途中である。家族、友人も葬儀に立ち会えず、雨の中、数人の土地の人たちにより侘しく埋葬されたと伝えられている。

ともあれ、ベイリスとスターリングによるセクレチンの発見は、生体の維持に神経系がきわめて大きな要因を占めるというパブロフの神経説（Nervism）に痛烈な一撃を与えた。パブロフは、セクレチンの発見の端緒が、彼の弟子ドリンスキーの実験の追試にあったということを知っていたのであろうか。膵臓に迷走神経の走行を確認して、卒業論文で金メダルをもらったパブロフとしては、セクレチンの発見に絶句したはずだ。

ホルモンの発見により、パブロフは舌の上に載せられた英国製の苦い砂を吐き出し、脳の高次機能の解明へと目を向けたと推察できる。

◎参考文献

マルクス・アウレーリウス『自省録』（神谷美恵子訳）岩波文庫（２００７）
John Henderson: *A life of Ernest Starling*, Oxford University Press, 2005
山田風太郎『新装版　人間臨終図巻４』徳間文庫（２０１１）

第11章　薬物依存からの脱却

オーディ・マーフィー

コカインの局所麻酔作用が発見され、その副作用を軽減すべく、新薬が開発されてきた。副作用の中でも、依存性は大きな問題であり、今日においては、違法な使用による被害のため、全世界で社会問題となっている。この章では、二人の男性の薬物依存からの脱却について述べる。一人は実在の人物であるが、もう一人は映画の主人公である。

オーディ・マーフィーには戦闘に対する天性の資質と想像を絶する勇気、そして幸運が備わっていたようだ。彼にはまた、ほとんど自殺的としか言いようのない行為すら認められる。
――トマス・B・モーガン

このように称賛された米国人マーフィーは、第二次世界大戦が終了した後、帰国して一市民に戻った。が、心的外傷後ストレス障害（PTSD）に悩み、不眠症と悪夢を見る毎日に陥った。そうだろう、年齢を偽り17歳で入隊し、19歳で除隊するまで、一日中砲声や銃声を聞き、カービン銃や機銃を撃ちまくって、修羅場を駆け抜けてきたのだ。平和な市民生活は、彼の研ぎ澄まされた神経を落ち着かせることができなかった。戦地では大砲の音の下でも熟睡できたが、帰国後は家庭内の小さな音にも耐えられず、ガレージに寝室を設けて眠ったとある。

オーディ・マーフィー（1924〜71）は、テキサス州キングストンの農家に生まれ、家業を嫌い、軍隊に入る。ヨーロッパ戦線に送り込まれ、シチリア島、サントロペなどの激戦地で240人以上の敵兵を殺害し、その果敢な戦闘行為により、米国政府は彼を本国に呼び戻し、武勲を表彰した。以後除隊し、ハリウッドの映画俳優、不動産業をしながら生計を立てていた。自伝を映画化した『地獄の戦線』は、彼自身が主演し、戦争映画の名作となった。その他、『テキサスから来た男』、『許されざる者』などに出演している。『テキサスから来た男』で演じた、主人公の無法者ビリー・ザ・キッド（本名ウィリアム・ボニー、1859〜81）の顔の表情は、演技というより、無数ともいえる人を殺害した者にしか出せない特異な表情であったのではないかと思わせる。残念ながら、マーフィーは商用で移動中に、飛行機が墜落、46歳の若さで亡くなった。遺体はジョン・F・ケネディなど国家に多大な貢献をした者たちが眠るワシントン近郊のアーリントン墓地の楡（にれ）の木の間に葬られた。

敵と戦った後、次に彼の敵となったのは自分自身であった。

7年間、戦闘疲労と称される不眠とうつ病に耐えかねて、彼は医師に相談して、プラシジル（一般名エトクロルビノール）という精神安定薬を飲み始めた。グッドマン・ギルマンの『薬理書』によると、この薬物は、鎮静―催眠作用の他に、抗痙攣（けいれん）作用、筋弛緩（しかん）作用も有し、バルビツール酸塩類に類似している。副作用は、めまい、悪心、嘔吐（おうと）、低血圧、顔面麻痺（まひ）、またバルビツール類同様の二日酔い症状、筋脱力感失神状態も発現する。慢性的乱用で、耐性や身体的依存を起こす禁断症状は、振戦、せん妄と類似し、時には分裂病様変化を思わせる――とある。したがって、マーフィーの場合も、耐性ができ、用量が増え、典型的な薬物依存者となったと考えられる。薬が効きすぎ、気力を喪失し、判断力も低下し、以後競馬、玉突きなどのギャンブルに熱中し、所有していた広大な土地も売り払った。豪華なリンカーンも注文したが車が届いてすぐ、他人の手に渡っているというくらい、金銭感覚もなくなり、自己破産を申請した。

ここで、普通の人ならば、人生の落伍者（らくごしゃ）になるところだが、彼は自分の精神的、肉体的変調は、服用している薬が原因だと気が付いた。1958～59年頃、思い切って薬をやめる決意をし、自力で退薬症状との壮烈な闘いを開始した。フロリダのホテルの一室を借り切り、くすりを全部捨て、ドアに鍵をかけ（おそらく入り口に食事と水を入れる小窓を確保してもらい）、閉じこもった。どんな音がしても、わめき声が聞こえても、悲鳴が聞こえても、絶対に中に入らないようホテル側に依頼した。退薬症状に苦しみ、痙攣を起こし、七転八倒だったようだが、その間、彼の脳裏には何が掠めていたのであろうか。

地獄の戦線

ひょっとしたら、自著『地獄の戦線』にある、シチリア島での戦闘でも回想していたのではなかろうか。白旗を揚げて出てきた数人の敵兵。降伏して出てきたと誤解して、僚友が塹壕から出た途端に、心臓を撃ち抜かれる。マーフィーは、相手方に手榴弾を投げ、それからたった一人塹壕を飛び出し、相手の陣地に連発式カービン銃で猛攻撃をかけ、相手方を全滅させた経験がある。あるいは、妄想の末、捨てた薬物の瓶や錠剤を部屋の中で探し回ったのかもしれない。5日後、彼は部屋から出てきて、以後薬を服用することはなくなり、普通の生活に戻ったという。

要するに、麻薬、睡眠薬、精神安定薬などで依存性がついても、本人の精神力でその依存性から脱却できるということである。彼はその後、あるジャーナリストのインタビューを受けている。その記事を読んだとき、マーフィーの話（自問自答＝造語）

に感動し、ギリシャ神話に英雄ユリシーズが出てくるが、マーフィーは現代のユリシーズではないかと尊敬の念を持った。ユリシーズは、トロイを陥落させた後、帰国の途にあったが、魔女キルケからサイレンの美声の魔力、捕食される恐ろしさを予め聞いていた。美声に引き込まれないために、船乗り全員に耳栓をさせ、自らは、船のマストに縛り上げてもらって、難所を無事通過した。

マーフィーも、誰かに退薬症状の辛さ、恐ろしさについて聞いていたからこそ、部屋に鍵をかけ、外部との関係を完全に遮断したのであろう。精神安定薬とは手が切れたが、日夜彼を襲う得体の知れない不安を抑えるために、薬の代わりに終生45口径の拳銃を常に身につけていたといわれる。現在では、退薬症状からの離脱方法はいろいろ工夫されている。漸減療法、メサドン代替療法、麻酔下での麻薬拮抗薬の投与などがある。

フランク・シナトラの『黄金の腕』

1955年のオットー・プレミンジャー監督作品『黄金の腕』は、主人公（主演フランク・シナトラ）の麻薬依存の苦悩をエルマー・バーンスタインの強烈なジャズを背景に描き、迫力のある映画になっている。概略すると、麻薬依存症で収容所から帰宅したばかりのあるギャンブラーが、周りの生活環境から再度麻薬に手を出す。収容所には二度と入りたくないので、今度は自らの手で依存から抜け出す。愛人のアパートを借りて、鍵をかけ、七転八倒する。まず、体全体の痙攣、胃腸管の激痛が始まり、腹部を押さえて、床を這う。呻き声を上げるので、愛人はラジオをつけて、その声が外部に漏れないようにする。次は猛烈な冷感に襲われ、毛布類を手当たり次第に体に巻きつけ、愛人は上に乗って暖を与える。気絶直前で、漸く麻薬の効果が切れて、夢遊病者のように立ち上がる。あとは、甘いものを舐めて、一件落着であった。

モルヒネなどの麻薬依存者が、自ら麻薬を抜く時は、約1週間あれば、くすりの影響が消失する。しかしその1週間が怖くて多くの人は麻薬を続ける。

マーフィー主演の映画『地獄の戦線』が封切られた時は、1955年であり、「黄金の腕」もまた同年に上映された。したがって、マーフィーは当時評判をとったライバルの映画を見た可能性がある。アパートの一室で、麻薬の副作用から抜ける主人公をふと思い出して、精神安定薬の副作用を抜く決心をしたのかもしれない。体力的にはひ弱なギャンブラーに比較して、歴戦の勇士である。塹壕にこもって、数日間身動きできない体験もある。1週間くらいの我慢はできると確信して、ホテルの一室をロックしたと思う。映画と違って、マーフィーの場合は、完全に体が正常に戻るまでには5日間を必要とした。

コカイン依存症

現在、ボリビア、ペルー、コロンビアなどの南米諸国から大量のコカインが欧米社会に密輸入され、依存者の増加で、社会的な大問題を引き起こしている。この欧米でのコカイン依存は、インカ帝国を滅亡させた文明国に対するインカの人々の祟りと考えられるという因果応報説があった。しかし、このコカインは最近原産地の若者たちの間でも流行し、重症な依存者が出ていると報道されている。したがって、祟り説は過去のものになりつつある。

ジャック・クストーの南米探検記『偽りの楽園』には、ペルーのリマでは、若者、といっても、これからペルーの将来を担うとされる中流、上流階級に属する家庭の子弟たちが、コカイン（コカ・ペースト）に耽っていることが詳細に記載されている。その数は、約15万人と推定されている。

コカの葉、硫酸、灯油の三者を混ぜると、湿った漆喰のような粘度を持った黄白色の沈殿物が生成される。その上澄みをすくい取り、沈殿物を球状にしたのがコカ・ペーストである。コカイン依存のブーメラン現象が起きているので、現在、国を挙げて取り締まりを強化しているようだ。違法者は、逮捕され、厳罰として、長期間刑務所に収容される。ある10代の女子は、腹帯に隠したコカ・ペーストが発見され、逮捕され10年の刑期を受けた。コカ・ペーストが精製されて、コカイン硫酸塩が作製され、

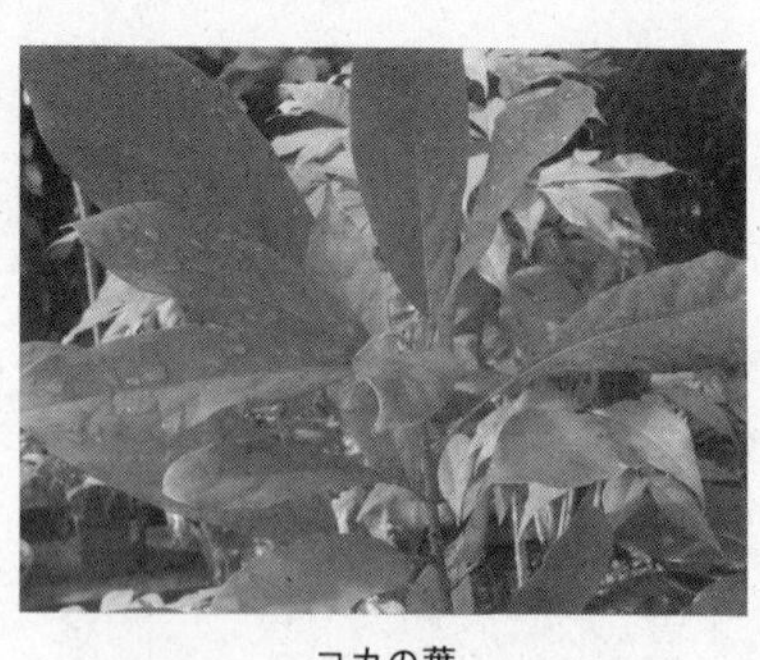
コカの葉
（武田薬品・京都薬用植物園提供）

次にコカイン塩酸塩が作製される。コカイン1キログラムを作製するのに、200キログラムのコカの葉が必要である。因みに、コカイン生産の中心地コロンビアは、新大陸を発見したコロンブスの名前に由来する。

近年、ボリビアのある小村に滞在した人の報告では、現在においても土地の人々は日常にコカの葉を噛んでいることが書かれてあった。葬儀の儀式、災難時のお見舞い、祭礼などでコカの葉が利用されている。しかし、コカ・ペーストやコカインそのものが出回り始めると、リマの若者ばかりでなく、アンデスに住む人々全体にとっても由々しき問題になると予測できる。

マーク・トウェイン

『トム・ソーヤの冒険』や『ハックルベリー・フィンの冒険』などで著名なマーク・トウェイン（1835～1910）は、若い頃ハーンドン著『アマゾン渓谷探検』を読み、魔法のコカの葉を米国に密輸入することを考えていたが、ニューオーリンズからアマゾンまでの船便がないことから、その夢を放棄したと伝えられている。その夢は、アトランタの薬剤師ジョン・ペンバートンにより達成され、コカ・コーラが考案された。彼は、モルヒネ依存症に罹っていて、コカインで依存症を治療しようと考えていたともいわれている。

◎参考文献

ジャック・クストー、モーズ・リチャーズ『偽りの楽園』（開高健監修、柴田都志子訳）光文社（1987）
トマス・モーガン「戦場の英雄オーディー・マーフィー」『「エスクァイア」アメリカの歴史を変えた50人（下）』（池央耿他訳）新潮社（1988）
ナタン・ワシュテル『神々と吸血鬼』（齋藤晃訳）岩波書店（1997）
グッドマン・ギルマン『薬理書　第10版』（高折修二、福田英臣、赤池昭紀監訳）廣川書店（2003）

第12章　ワクチンの発見

ジョナス・ソーク以前、米国の都市と市民は悪夢のような恐るべき病気の恐怖に襲われてきた。小児麻痺（まひ）はもっぱら子供に感染した。それは夜にやってくるらしく、軽い痛みではじまり、一生不具で終るのだった。ソーク以後、この恐怖は消えた

――リー・アイゼンバーグ（『アメリカの歴史を変えた50人』）

ソーク研究所

1995年5月、カリフォルニア州サンディエゴで米国消化器病学会があり、筆者も参加した。学会の帰途、ラホヤのソーク研究所に立ち寄った。知人が研究所に留学中であった。研究室や仲間の研究者を紹介してもらった。彼の上司は実験中で、手袋をはめたままで、握手は失礼と言って、寸暇を惜しんで実験されていた。すごい熱気を感じる研究室であった。現在までにノーベル賞受賞者を11人輩出している。研究所内を一巡して外へ出ると、燦々（さんさん）と輝く太陽を受けて、海が白く光っていた。建築家ルイス・カーンによる四階建ての建物群の中央には溝があり、水が流れる溝の先端方向に陽が沈むようだ。現代版エジプトやマヤのピラミッドのような印象を受けた。

散策の途中、坂の下方から、かなり年配の紳士が上ってきた。我々を見ると、ちょっと微笑(ほほえ)まれ、軽く片手を挙げられた。しばらく歩くと、知人が「今の人がソーク博士です」と教えてくれた。早く言ってくれたら、握手できたのにと残念であった。

希望は、夢を現実にしたいと強く願う人達の理想、創造力、そして勇気の中にある

——ジョナス・ソーク

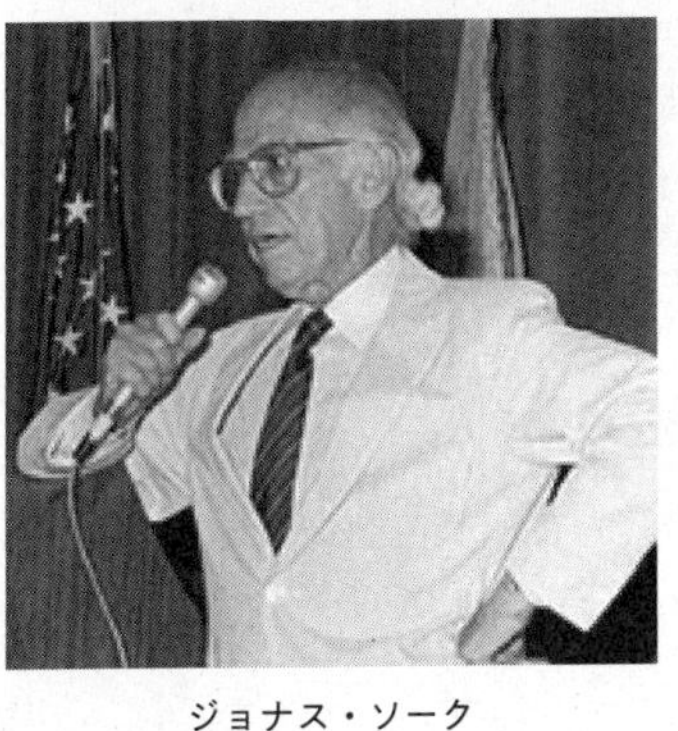

ジョナス・ソーク

ジョナス・ソークは、1914年、貧しいポーランド系移民の子供として、ニューヨークに生まれた。学業成績は優秀で、授業料無料のタウンゼントハリスハイスクールからニューヨークシティカレッジを卒業。ニューヨーク大学医学部に入学し、インフルエンザワクチンを学び、ワクチンに興味を持った。卒業後、B型インフルエンザの発見者であるミシガン大学のトーマス・フランシス（1900〜69）の研究所で2ヵ月間を過ごす。その後、ニューヨークのマウントサイナイ病院でインターンを務めた。ユダヤ系アメリカ人であったため、恒

久的な就職は難しかったが、小児麻痺財団からポリオプロジェクトへの参加を提案され、即引き受ける。その後、ピッツバーグ大学に勤務した。
ちなみに、ポリオ（poliomyelitis）は、脊髄（せきずい）の灰白質に炎症が起きることから、ギリシャ語のpolios（灰色）とmyelos（髄質）から命名されている。

ポリオ小史

歴史的には、エジプトの第19王朝（BC1293頃～1185頃、ラムセス二世の治世）の僧侶ルーマの石碑に、短く衰弱した右足が描かれており、足と杖で歩行しているその姿はポリオの症状を示している。ポリオは現代に至るまでの4000年近く、風土病の病原体として生き残ってきた。1789年、英国の医師マイケル・アンダーウッド（1736～1820）が、子供の「下肢の衰弱（含ポリオ）」の臨床記述をする。以来、先進国全域で、ポリオが定期的に流行し、麻痺と死をもたらした。

1952年、米国では5・8万人が感染し、2万2000人の麻痺、3000人の死者が出たという。これを受けて、米国は国をあげて、悪夢といわれたポリオの抑制に力を注いだ。

ポリオワクチン

1949年、ハーヴァード大学のジョン・エンダーズ（1897〜1985）、トーマス・ウェラー（1915〜2008）、フレデリック・ロビンズ（1916〜2003）は新設のボストン小児病院で、試験管内で培養したヒト胚細胞でポリオウイルス＊を増殖させる技術を開発した。従来、ポリオウイルスは神経組織以外では発育増殖しないと考えられていた。だが、三人は胎児の皮膚、筋肉、腸などの組織培養で、発育増殖させることに成功した。その功績で、1954年、ノーベル生理学・医学賞を授与された。

1953年、この新しい組織培養技術を応用して、ソークはピッツバーグ大学で、ヒーラ細胞で培養された三種のポリオウイルスをホルムアルデヒドで13日間処理した後、鉱油を混ぜて乳状化し、不活性化ワクチンを作製した。そのワクチンは1955年以後、全米でポリオの予防接種に実施された。その前に、ソーク一家も全員そのワクチンを打っている。

そして1955年4月12日、ソークは、ミシガン大学で新たに開発した不活性化ワクチンについて講演した。臨床効果の報告は、トーマス・フランシスが行った。モー

＊古代ローマの著述家アウルス・ケルスス（BC25頃〜AD50頃）は、犬に咬まれる現象に関連して、〈ウイルス〉という言葉を使用。ラテン語で「ドロドロした毒性あるもの」の意味。

トンがエーテル麻酔を実演した時と同様に、その報告は全世界に広がり、「近代医学の奇跡」と言われた。モートンと違って、ソークは特許に関して以下のように述べている。「このワクチンに関して、誰も特許は持っていません。太陽に特許はありませんね」。

1963年、ソークは、国立科学財団などの寄付によりラホヤに創立された生物学研究所（ソーク研究所）に、所長として迎えられる。以後、エイズや、がんの免疫学的研究、多発性硬化症などの自己免疫疾患に関する研究を行っていたが、1995年、心不全で80歳で急逝した。筆者が所内の道でお会いした4週間後のことであった。

セービンの生ワクチン

1956年頃には、ロシア系米国人アルバート・セービン（1906～93）が経口投与可能な生ワクチン（弱毒化）を開発した。その生ワクチンは、1957～60年代にかけて、ソビエト連邦、東ヨーロッパの一部、シンガポール、メキシコ、オランダ等で治験が行われ、効果が認められた。1961年には、米国でも使用され、子供たちの口に液体ポリオワクチンを混ぜた角砂糖が投与された。

以後、生ワクチンはソークワクチンに取って代わった。セービンは、ポリオウイルスが腸内で増殖するのを発見していた。生ワクチンの特徴は、腸に働いてポリオウイルスが血管に入るのを阻止することである。この生ワクチンは冷凍施設で無期限に貯蔵でき、安価に生産される。２００～３００万人に接種され、ポリオを予防できた。その結果、患者の発生はほぼ見られなくなった。

しかし、ごく最近、ポリオウイルスによる患者が英国、米国、イスラエルなどで見つかり、検査の結果、弱毒化した生ワクチンが排泄物(はいせつぶつ)経由で、他の人に感染したと推定されている。その事実を踏まえ、日本を含めて多くの国で、生ワクチンから再びソークワクチンへと切り替えられている。

ともあれ、ソークおよびセービン両博士によるポリオワクチンの開発のおかげで、あれほど恐れられたポリオは、一部の地域を除いてほとんど発生していない。

フランクリン・ルーズベルトは、39歳でポリオウイルスに感染し、車椅子での生活を余儀なくされる。しかし、アメリカ大統領に4選され、4期目の任期中に他界した。

天然痘(とう)ワクチン

話をワクチン開発の歴史に戻す。ウイルス性疾患の治療は、18世紀、英国の外科医エドワード・ジェンナー（１７４９～１８２８）による天然痘に対する牛痘接種に始まる。もちろん、当時、まだウイルスは発見されていない。天然痘は古代エジプト時代から流行(はや)っていた重い感染症の一つである。ヨーロッパでは17、18世紀に天然痘が大流行し、罹患した患者の20～40％の人が命を落としている。あるいは失明し、生存しても体中に瘢痕（あばた）が残った。

英国のエリザベス一世、ロシアのピョートル二世、モーツァルト、スターリンも天然痘に罹った。北米および南米では、ヨーロッパから天然痘がもたらされ、免疫を持たない先住民の多くが命を落とし、人口減となる。西部劇映画でも、白人から貰った毛布を被った先住民が、罹患したシーンがあった。

日本でも天平時代、権勢を誇った藤原四兄弟（武智麻呂、房前、宇合、麻呂）が天然痘で死亡し、伊達政宗は片目を失って、独眼竜と言われた。孝明天皇も天然痘に感染し、他界した。

古代中国やインドでは、天然痘の対策として、ヒトの天然痘の瘡蓋を乾燥し、粉末にして鼻腔から吸い込むと、健康な人は天然痘にかからないことを経験的に知っていた。トルコの医師エマニュエル・ティモーニ（１６７０～１７１８）は１７１４年、人の天然痘の水腫から取り出した液汁を、健康な患者の皮膚に植えると、天然痘が予防されることを報告した。彼の治療方法は、１７１７年、英国の駐トルコ大使夫人メリー・モンタギューを経由して、母国に伝えられたが、接種者の数は少数であった。

エドワード・ジェンナー

ジェンナーは、英国のバークレーで牧師の8番目の子供として生まれたが、両親は早くして亡くなり、兄たちにより育てられた。子供の頃から優秀であったわけではなく、ギリシャ語、ラテン語、宗教学が苦手だったので、大学進学は諦めて、外科医になるために修業した。彼が秀才で、兄たちと同様にオックスフォードに進学していたら、天然痘はしばらくの間猛威を振るい続けていたかもしれない。

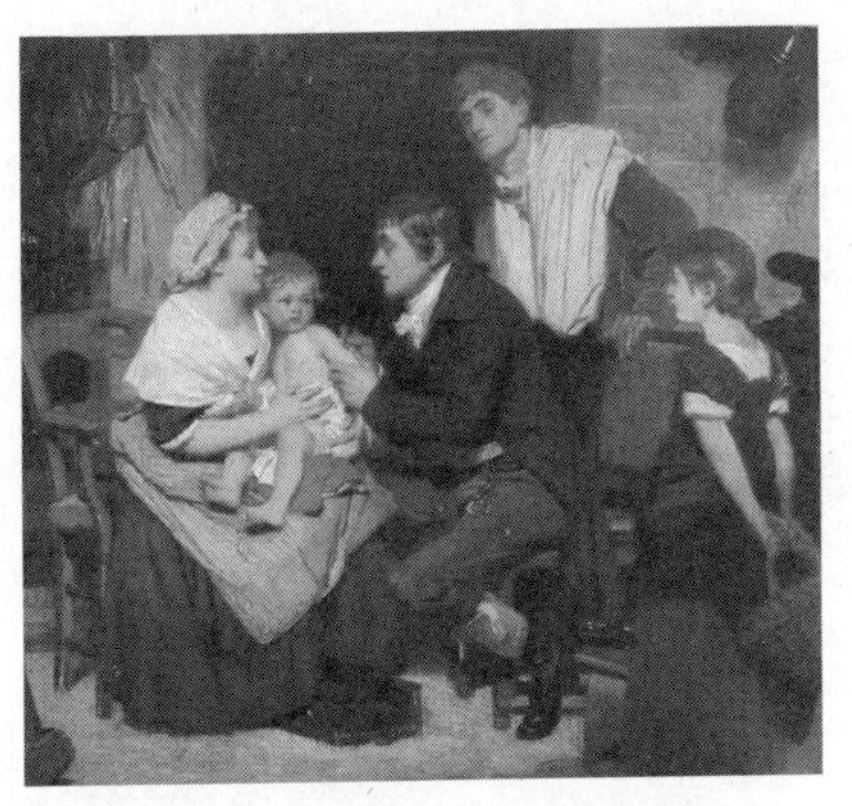

エドワード・ジェンナーの治療

当時一般に知られていたことだが、彼は乳搾りの女性が牛痘にかかると、天然痘に罹らないということを友人の医師に聞いた。試行錯誤の上、牛痘の痘瘡から採取した液汁を使用人の子供ジェイムス・フィップスの皮膚に接種し、2ヵ月後にヒト天然痘の膿漿（うみ）を植えた。子供は天然痘に罹らなかった。つまり、牛痘はヒトの天然痘を阻止することがわかった。それは、1796年で、彼が47歳の時であった。なお、ワクチン（vaccine）の命名であるが、英国の外科医リチャード・ダニングが雌ウシのラテン語名 vacca から造語した。

ジェンナーの治療法は英国の学会からは認められず、彼は経済的にも借金で苦しんだが、やがて、その治療法は広く知られて、彼の名誉は挽回された。彼の医学的発見が彼の生存中に認められたことは幸運だった。しかし、彼が故郷バークレーに隠棲し、亡くなった時、葬儀に来たのは、親戚数人と土地の人々だけで、彼が活躍したロンドンからは誰一人の参列者もなかった。当時、彼の発見が医学史上、偉大なものであることは、まだ理解されていなかった。

話は変わるが、アルフレッド・ウェゲナー（1880〜1930）は〈大陸移動説〉を唱えた。彼の葬儀では誰一人、彼の生涯をかけた仮説に触れるものはなく、彼の唱えた移動説は「妄想」として無視された。彼が認められ、〈地球物理学の父〉と呼ばれるようになったのは、彼の死後四半世紀ほど経った時である。大発見も時として、評価されるのには時間がかかるようだ。

狂犬病ワクチン

ジェンナーの発見の後、他の疾患に対しても、同様な治療方法が適用されても良いはずであった。しかし、種痘の発見から次のステップに進むには、ドーバー海峡を渡って、大陸に上陸するまで80年余の歳月を要している。フランスの生化学者、細菌学者ルイ・パスツール（1822〜99）は、鶏コレラ菌の研究をしているとき、ある現象に気づいた。古くなってほとんど死にかけた菌を賦活（ふかつ）化するために、鶏に注射した。その鶏に、新しい鶏コレラ菌を接種すると、鶏は死ななかった。古い菌を受けていない鶏に鶏コレラ菌を接種すると、全て死亡した。

1880年、パスツールはワクチン接種による伝染病の予防は天然痘以外の病気でも可能であることを報告した。

当時、狂犬病も恐れられていた。ヒトが狂犬病の犬に嚙（か）まれると、狂犬病ウイルスが嚙みつかれた傷から移動して中枢神経系に侵入する。患者では興奮、意識障害、錯乱、幻覚などの神経症状が起きる。その結果、患者は痙攣（けいれん）し、次に麻痺が訪れ、最後は死に至る。パスツールは、狂犬病にかかったイヌの脳をすりつぶして、生きているウサギの脳に植え付けた。病原体が脳と脊髄に増加した後、脊髄を取り出し、空気乾燥すると、病原体は弱って、ワクチンとして使えることが判明した。牛痘の瘡蓋を乾燥し、投与するのと同じ原理であった。1

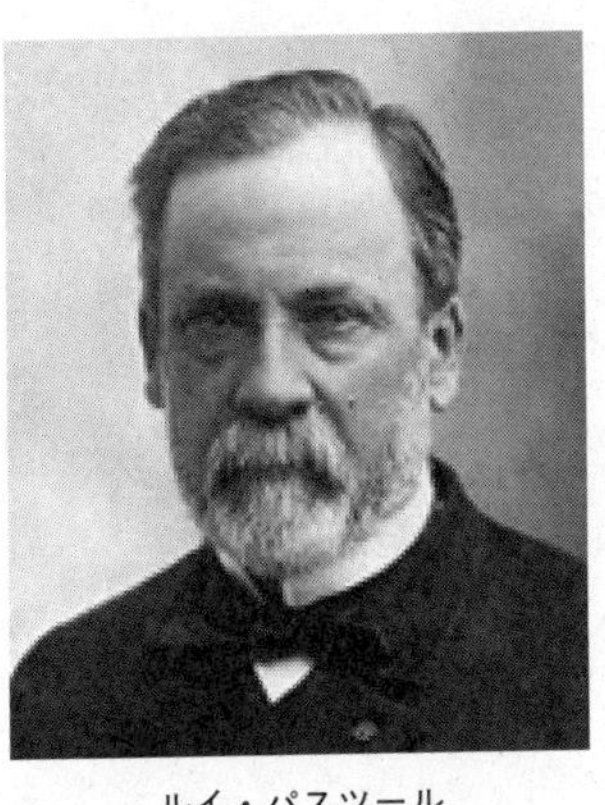

ルイ・パスツール

885年、狂犬病にかかったイヌに噛まれ、傷だらけの少年ジョセフ・マイスター（1876〜1940）にそのワクチンを接種した結果、少年は発症することはなかった。

病原菌を培養し、弱毒化してワクチンを作る方法は確立された。この方法で作られたワクチンは黄熱、麻疹（はしか）、ポリオ、インフルエンザなどに有効であった。コッホにより発見された結核菌のワクチンBCGが開発されたのは、1921年であり、筆者も小学生の頃接種されている。かなり強い痛みが出たのを覚えている。

余談であるが、狂犬病は米国でも見られて、狂ったイヌに対する恐怖は映画のエピソードにも取り込まれている。グレゴリー・ペック主演『アラバマ物語』（1962）で、弁護士フィンチの住む街の中を一匹の野犬がよろけながら歩いている。明らかに狂犬病を患っていた。街の人は、恐ろしさに震え上がって、家の窓からイヌの様子を窺（うかが）っている。噛まれたら、最後は死ぬことは周知の事実だ。フィンチは鉄砲を取り出し、娘が見ている前で、狂犬病にかかったイヌを一発で仕留める。

黄熱ワクチン

黄熱はアフリカ、中南米で流行しており、サルおよびヒトを宿主とし、ヒトにはマラリアと同様に、蚊を介して感染する。発症すると、腎臓、肝臓に強い障害が発生し、発熱、頭痛、筋肉痛、黒色嘔吐（おうと）などの症状が現れる。致死率は、重症の場合20〜50％

程度である。肝障害から、黄疸が発生し、皮膚および目が黄色になるので、黄熱（イエロー・フィーヴァ）と呼ばれている。英国人グリフィス・ヒューズ（1707～58頃）が『バルバドスの自然史』の中で、病名をつけている。黄熱の起源は、アフリカで、奴隷船に紛れ込んで、感染を媒介する蚊が大西洋を渡ったと伝えられている。しかし、逆に中南米が起源だとする説もある。

南北アメリカをつなぐパナマ地峡に運河を開削することは、神聖ローマ皇帝カール5世兼スペイン国王（1500～58）の夢であった。だが、17～19世紀、運河を開削実行する人はいなかった。運河開削の意義を十分に理解し、実施したのは、スエズ運河の建設者フランス人フェルデナン・ド・レセップス（1805～94）である。残念ながら、彼の予想以上に、難工事で、経費が高騰し、さらに地峡周辺には黄熱やマラリアが蔓延し、その犠牲者の数の多さから運河の建設を断念した。一帯は〝白人の墓場〟といわれた。

1904年、アメリカは後を継ぎパナマ運河の開削に乗り出した。発端は、第26代大統領セオドア・ルーズベルト（1858～1919）がパナマのコロンビアからの独立に尽力し、パナマ運河の建設権を得ていたことに始まる。建設工事は陸軍工兵隊が実施した。アメリカ待望のパナマ運河は、構想から10年近くの歳月を経て、1913年に完成し、最初に通過した船はフランス船ルイーズで、運河の建設を諦めたレセ

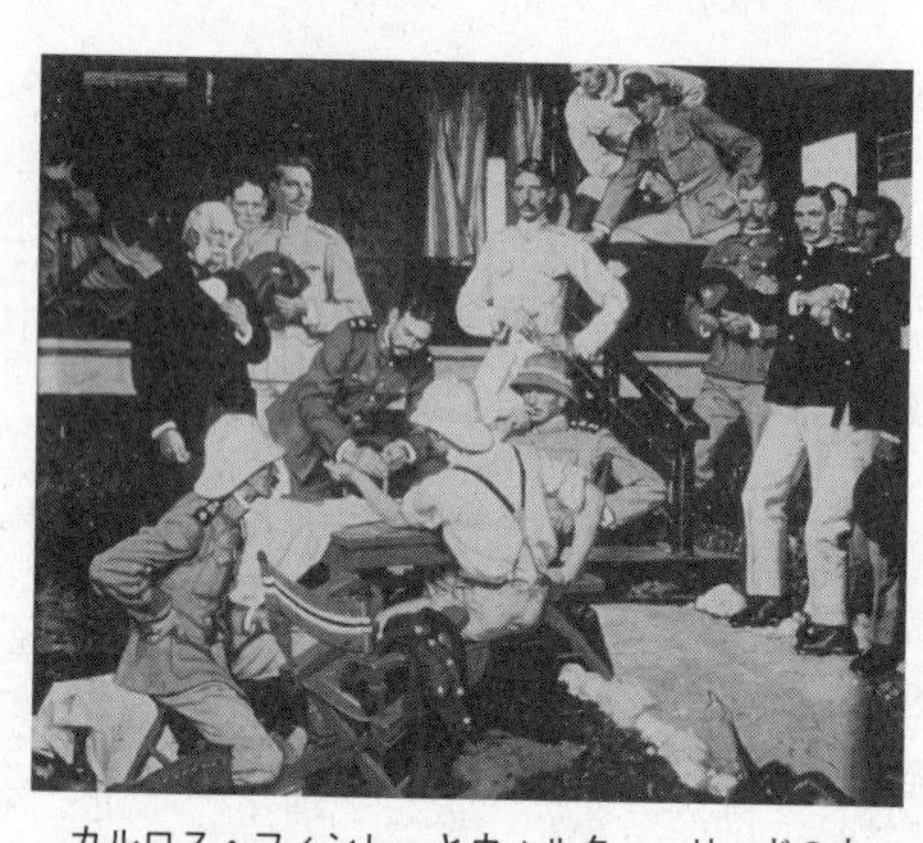

カルロス・フィンレーとウォルター・リードの人体実験

ップスが帰国した時に乗船した船であった。なお、パナマ運河は、現在パナマ共和国が管轄している。

1881年、キューバの医師カルロス・フィンレー（1833〜1915）は、黄熱の感染には藪蚊（特にメスのネッタイシマカ）が関与するという仮説を立てた。1900年、アメリカ陸軍軍医ウォルター・リード（1851〜1902）らは、キューバを訪ね、フィンレーと面会し、実験に立ち会い、蚊が黄熱の感染源だと理解した。リードも藪蚊を用いた人体実験を行った結果、黄熱は濾過性病原体で引き起こされ、蚊が媒介することを確認した。その報告を受けて、陸軍軍医ウイリアム・ゴーガス（1854〜1920）が医師団を連れて、キューバに出かけ、街を清潔にし、次に藪蚊を徹底的に駆除して、黄熱を駆逐した。次にゴーガスはパナマに行き、藪蚊の駆除に奮闘した。この甲斐があってパナマ運河が開通したともいわれている。

1918年、ゴーガスは陸軍を退職後、ロックフェラー財団の黄熱病特別調査団の責任者になり、細菌学者の野口英世（1876～1928）らを、エクアドルのグアヤキルに派遣した。当時、グアヤキルは黄熱の流行の中心地であった。

野口は、開通したパナマ運河を利用して、グアヤキルに着任した。世界的に有名な野口が来たとあって、船着場では、市民から熱狂的な歓迎を受ける。その当時の写真が日本銀行の千円札の肖像の原画であるとか。

野口は当地で、グアヤキル大学のウェンセスラオ・パレハ教授（1880～1947）から提供された黄熱患者の血液を観察した。濾過性病原体を特定し、新種のスピロヘータ（レプトスピラ）を発見したとして、その抗血清ならびにワクチンを作製し、黄熱の患者の治療に成果をあげた。しかし、その後の調査で、患者はワイル病であったことがわかった。ある患者では、ワイル病と黄熱の二つの感染が見られたという。このことから、野口の発見に疑問符が付けられた。

1927年、英国人エイドリアン・ストークス（1887～1927）は、西アフリカで、28歳のアシビという名前の男性の黄熱患者からウイルスを分離することに成功した。残念ながら、黄熱ウイルスに関する論文は、彼が黄熱で亡くなった後に刊行された。

パナマからニューヨークに戻った野口はストークスの黄熱ウィルスの発見を聞き、自説を確証するためにアフリカのガーナに出かけ、黄熱患者を調べたが、研究記録を残すことなく、黄熱の犠牲となった。

1930年、ロックフェラー研究所のマックス・タイラー（1899〜1972）は、ハツカネズミが、黄熱ウィルスに感受性を持つことを発見した。さらに、タイラーは黄熱患者やサルの血清をハツカネズミに注射すると、そのネズミは黄熱に抵抗性を持つことを証明した。彼は、中枢神経を除去したニワトリ胚細胞で、繰り返し継代して培養することにより、変異種（弱毒株）を得て、大量生産に成功する。黄熱ワクチン作製の業績により、タイラーは、1951年、ノーベル生理学・医学賞を受賞した。ワクチンの開発で、ノーベル賞を受賞した最初の例であった。推薦者の一人は、ポリオ生ワクチンの開発者アルバート・セービンであった。

なお、現在使用されている黄熱ワクチンのほとんどがその黄熱ウィルス（アシビ株）を使用している。

ペストワクチン

中世に欧州各国を襲った黒死病（腺ペスト）は、欧州の全人口の約4分の1から3分の1ぐらいを死に至らせたといわれている。ペスト菌は、ネズミを宿主として、またノミによって伝播される。1894年、ペストが中国南部で発生し、香港で流行した時、スイス系フランス人アレクサンドル・イェルサン（1863〜1943）と日本の北里柴三郎（1853〜1931）が現地で、ほぼ同時期にペスト菌を発見した。腸内細菌科に属する通性嫌気性のグラム陰性桿菌である。現在では、抗生物質（ゲンタマイシン、ストレプトマイシンなど）が治療に有効であることが判明している。

ワクチンであるが、旧ロシア帝国（現ウクライナ）のオデッサ出身の細菌学者ウォルデマール・ハフキン（1860〜1930）によって開発された。イリヤ・メチニコフ（1845〜1916）の推薦で、スイスのローザンヌ大学およびフランス・パリのパスツール研究所で研究をした。その後、エピデミック中のインドに渡航し、研究所を設立して、加熱により弱毒化したコレラワクチンおよびペストワクチンを開発した。350万人にペストワクチンを接種した。

日本では、ホルマリン不活化全菌体ワクチン（Yreka株、国立感染症研究所製）が使用されている。ワクチンの免疫持続期間は6ヵ月以内と短い。したがって、WHOは、ワクチンは流行地での医療従事者や患者検体を取り扱う検査技師など、濃厚な菌に暴露され感染の危険性の高い人を対象にすべきであると勧告している。

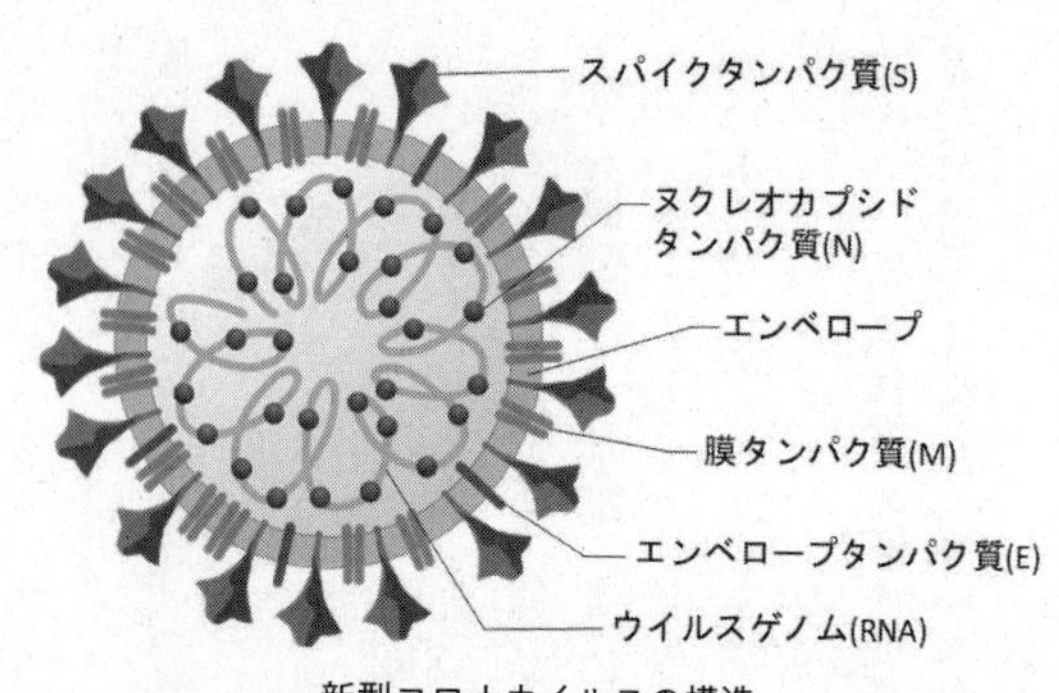

新型コロナウイルスの構造

新型コロナウイルスの発生と感染機序

２０１９年12月、中国の武漢で肺炎が発生し、患者は増え続けた。発生源は市の卸売市場と推定され、原因は新型コロナウイルスであることが判明した。中国の研究者は、そのウイルスの全ゲノム（約３万塩基）を10日間で解析し、２０２０年１月10日ごろに国際的データベースに登録した。ＷＨＯはそのウイルスを正式にＳＡＲＳ－ＣｏＶ－２と命名し、３月11日にパンデミックを宣言した。２０２４年現在、世界の累計感染者は、約６・８億人で、死者は約６９０万人を超えた。当然ながら、社会生活や経済に大きな影響が出たが、２０２３年５月５日、感染者の激減によりこの緊急事態宣言は終了した。

パンデミック

報道によると、イタリアなどでは、感染が爆発的に拡大し、重症のコロナ患者でベッドが満杯になると、トリアージ（識別救急）が開始された。重症の肺炎で、人工呼吸器で息をしていた高齢者が若い患者に呼吸器を渡すという、痛ましい話も聞こえてきた。

新型コロナ感染症の発生が伝えられた時、ドイツではメルケル首相の素早い指示で、全国の医療機関に人工呼吸器などを備えさせ、万全の体制を整えていた。そのため、フランス、イタリアから重症患者がドイツの病院に送り込まれていた。

２０２０年、重症のコロナ患者の増加により全世界で人工呼吸器が不足していた。米国では、トランプ大統領の依頼を受け、ＧＭ社が月に１万台以上の人工呼吸器の緊急製造を行うことになった。しかし、製品が出来上がって請求書を見たとき、大統領は仰天したようだ。付加価値をつけたのか想定外の高額であった。大統領は、つくりすぎて困った製品の一部の購入を日本に依頼、日本政府は要請に対して１０００台を購入した。

日本では動物用の人工呼吸器も重症患者のために緊急生産された。どの国もパニック状態になった。人工呼吸器の他に、ＥＣＭＯ（エクモ）という体外式膜型人工肺も使用された。しかし、新型コロナウイルスも変異を続けているうちに、重症な肺炎を誘発する型のウイルスは減少し、トリアージがニュースになることは殆（ほとん）どなくなった。

新型コロナワクチン

前述のように、ワクチンとは、病原体を無毒化あるいは弱毒化した抗原そのものであった。しかし近年、病原体の遺伝情報をもとに、病原体の抗原タンパク質の設計図となるメッセンジャーRNAやDNAを細胞に導入して体内で抗原タンパク質をつくる、核酸ワクチンやウイルスベクターワクチンが開発され、実用化されている。また、遺伝子組み換え技術によって生産された抗原タンパク質を用いた、組み換えタンパクワクチンが作製された。これらのワクチンの最大の利点は、病原体の遺伝情報が解明され次第、迅速にワクチンの設計が可能なことである。

特に、新型コロナウイルス感染症（COVID‐19）予防において、メッセンジャーRNAワクチンは広く使用されている。ワクチンを投与すると、免疫系細胞が刺激され、病原体に対する抗体の産生を促し、液性免疫を獲得する。さらに、感染細胞を破壊する細胞障害性Tリンパ球による細胞性免疫も誘導される。

メッセンジャーRNAワクチンの開発経緯にも触れておこう。

メッセンジャーRNAワクチンの開発

筆者は、1969～71年まで、米国ペンシルヴァニア大学の附設病院に留学していた。時々、大学医学部へ行き、知人のいる薬理学教室を訪ねたり、また医学生に誘われたりして〈コリン作動性神経系の研究〉で有名なジョージ・コーリー教授の講義も聴いた。20年くらい後に留学していたら、以下に述べるお二人にキャンパスでお会いできたかもしれない。

1989年ごろから、このペンシルヴァニア大学で、ハンガリー出身のカタリン・カリコー（1955〜）が研究をしている。彼女は同大学ペレルマン医学部のドリュー・ワイスマン教授（1959〜、免疫学）と偶然にもコピー機のそばで出会い、共同研究を始めた。カリコーは母国セゲド大学で、博士号を取得した。しかし、当時社会主義体制のハンガリーでは、経済が行き詰まり、研究費が削減された。そこで、2歳の娘スーザンのテディベアの中に1000米ドルを隠して、1985年、米国ペンシルヴァニア州フィラデルフィアに移住した。当時、ハンガリーでは、100ドル以上の持ち出しは禁止されていた。テンプル大学でポスドク生として研究を続け、その後、ペンシルヴァニア大学医学部に助教として勤務していた。

カリコーはメッセンジャーRNAの研究者であった。彼女は、メッセンジャーRNAを細胞内に投与すればDNAを介せずに目的とするタンパク質を産生できると推定したが、生体はメッセンジャーRNAを異物として捉え、炎症反応が起きた。もちろん、期待したタンパク質はできない。

そこで、ワイスマンとカリコーは、細胞内にある「トランスファーRNA」は炎症

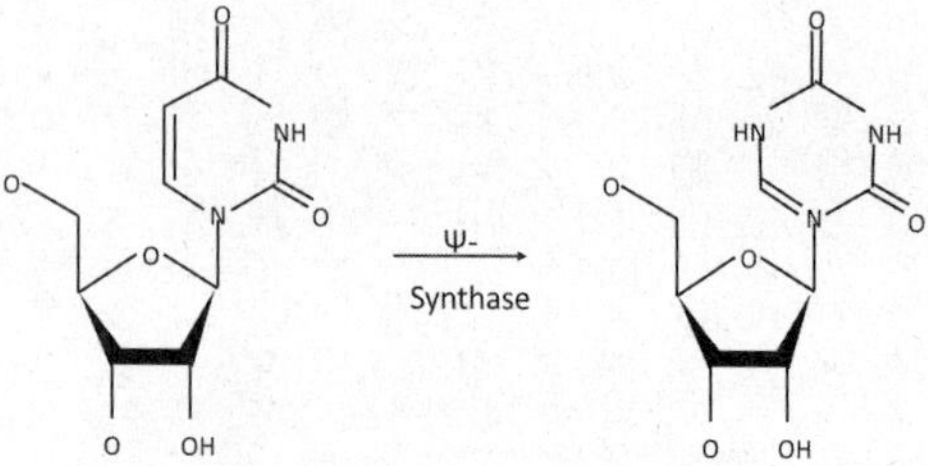

ウリジン（左）からシュードウリジン（右）へ

反応を誘起しないことに着目した。2005年、メッセンジャーRNAを構成する物質の一つであるウリジンをトランスファーRNAに含まれるシュードウリジンに置換すると、炎症反応が抑制されることを発見した。生体は、この修飾されたメッセンジャーRNAを異物と見做（みな）さなかった。修飾されたメッセンジャーRNAを用いると、タンパク質が修飾しない場合に比べ10倍産出された。

この発見をもとに、コロナウイルスのスパイクタンパク質（ヒト細胞へ侵入するために必要なタンパク質）の設計図となるメッセンジャーRNAを脂質の膜に包んだ製剤が開発された。

メッセンジャーRNAを接種すると、細胞内のリボソームでウイルスのスパイクタンパク質が産生され、このタンパク質が細胞から漏出し、スパイクを形成する。スパイクタンパク質に対する中和抗体産生および細胞性免疫応答が誘導されることで、コロナによる感染症の予防ができることが示唆された。また免疫細胞はその後のウイルスの暴露に備えて、反応を記憶する。ファイザー・ビオンテック社とモデルナ社はメッセンジャーRNAワクチンを開発し、世界的に使用され、コロナの治療に貢献した。合成により作製されたメッセンジャーRNAであるため、速やかにワクチンの供給が始まった。なお、日本の古市泰宏（やすひろ）（国立遺伝学研究所）はメッセンジャーRNAの先端にキャップと言われる部分を発見し、そこがメッセンジャーRNAの保護と情報伝達に重要な役割を果たしていることを解明した。目下使用中のメッセンジャーRNAワクチンにもこの原理が応用されている。

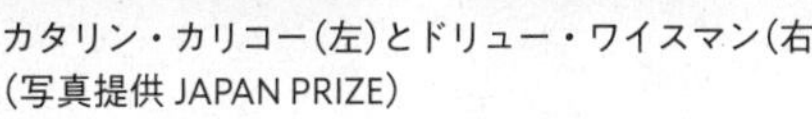
カタリン・カリコー（左）とドリュー・ワイスマン（右）
（写真提供 JAPAN PRIZE）

　なお、日本人の多くが接種したファイザー・ビオンテック製のワクチンはドイツの学者ウール・サヒン博士が開発した。サヒンは4歳の時に家族と共にトルコからドイツへ移民し、ケルン大学で学び、ヨハネス・グーテンベルク大学マインツの教授を経て、現在ビオンテックのCEOである。サヒンは、2020年1月、ある論文を読み、さっそく新型コロナワクチンの候補物質を10種類作製し、

4月から臨床試験を始めていた。11月には、第3相臨床試験で、ワクチンは有効だと判明した。

2020年12月、カリコーとワイスマンはペンシルヴァニア大学でワクチンを接種した。

◎参考文献

チャールズ・ミー・ジュニア「ソーク・ワクチンのなかった夏」リー・アイゼンバーグ『「エスクァイア」アメリカの歴史を変えた50人（上）』（浅沼昭子他訳）新潮社（1988）
マイヤー・フリードマン、ジェラルド・W・フリードランド『医学の10大発見』（鈴木邑訳）ニュートンプレス（2000）
メアリー・ドブソン『Disease 人類を襲った30の病魔』（小林力訳）医学書院（2010）
増田ユリヤ『世界を救うmRNAワクチンの開発者カタリン・カリコ』ポプラ新書（2021）
ジョン・S・トレゴニング『ウイルスVSヒト』（伊藤理恵、高松弥生、藤崎百合訳）文響社（2022）
フレデリック・F・カートライト『歴史を変えた病　新装版』（倉俣トーマス旭、小林武夫訳）法政大学出版局（2018）

角川ソフィア文庫版へのあとがき

今回、拙著『くすりの発明・発見史』（南山堂）が角川ソフィア文庫に収録されることになった。本書を読み直して、あらためて、近年薬物の開発が急速に、そして世界的規模で進展していると感じた。

たとえば、中国では、伝統医学として、長年使用されてきたヨモギの一種、青蒿（せいこう）から、アルテミシニンが分離精製され、その誘導体アルテスネイトは現在マラリアの世界的な標準治療薬となっている。発見者の屠呦呦（とゆうゆう）氏は中国中医科学院の薬学者で、２０１５年のノーベル生理学・医学賞を授与されている。

新型コロナウイルス感染症が世界的に流行し、パンデミックとなったが、最新の分子生物学の知識と技術を駆使して、メッセンジャーＲＮＡワクチンが開発され、新型コロナウイルスの流行に大きく歯止めをかけた。開発者の米国のワイスマン博士とカリコー博士には、２０２３年のノーベル生理学・医学賞が授与された。

また一方では、昔の汚物薬を思いださせるような腸内細菌叢（そう）移植も実施され始め、クロストリジウム菌性腸炎、潰瘍性大腸炎、クローン病などに、成果を上げている。

これらの新規な発見を加えて、文庫版では全体にわたり大きく改稿した。

改稿原稿は、KADOKAWAの安田沙絵さんに編集していただいた。乱筆乱文での訂正・追加文を丁寧に校正していただき、心から感謝します。また、筆者の専門外の「ワクチンの発見」の原稿に関しては、川島紘一郎氏（共立薬科大学名誉教授）、伊藤慎悟氏（熊本大学薬学部准教授）に査読を依頼し、適切なコメントをいただいた。岩田和実氏（京都府立医大薬理学准教授）には文献の蒐集にご協力いただいた。また、貴重な薬草の写真は武田薬品工業株式会社京都薬用植物園園長、野崎香樹氏に提供していただいた。記して感謝を申し上げます。筆者の秘書の茂本友貴枝さんには本原稿への様々なご意見、激励をいただき、また挿絵を描いていただきました。

最後に、今回の文庫版再録にあたって、これを許可していただいた南山堂に、厚くお礼申し上げます。

2024年1月　京都・堺町にて

岡部　進

本書を執筆するに当たり、以下の辞典類を参照したので明記しておく。

Churchill's Illustrated Medical Dictionary, Churchill Livingstone (1989)

『最新医学大辞典　第2版』医歯薬出版（1996）

『科学者人名事典』丸善出版（1997）

『スーパー・ニッポニカ2002』小学館（2002）

『南山堂医学大辞典　第19版』南山堂（2006）

本書は二〇〇七年四月に南山堂から刊行された単行本を加筆修正の上、第12章を書き下ろし、文庫化したものです。

くすりの発明・発見史

岡部 進

令和6年 4月25日　初版発行

発行者●山下直久

発行●株式会社KADOKAWA
〒102-8177　東京都千代田区富士見2-13-3
電話　0570-002-301（ナビダイヤル）

角川文庫 24051

印刷所●株式会社暁印刷
製本所●本間製本株式会社

表紙画●和田三造

●お問い合わせ
https://www.kadokawa.co.jp/（「お問い合わせ」へお進みください）
※内容によっては、お答えできない場合があります。
※サポートは日本国内のみとさせていただきます。
※Japanese text only

ISBN 978-4-04-400746-1　C0147

◇◇◇

角川文庫発刊に際して

角川源義

第二次世界大戦の敗北は、軍事力の敗北であった以上に、私たちの若い文化力の敗退であった。私たちの文化が戦争に対して如何に無力であり、単なるあだ花に過ぎなかったかを、私たちは身を以て体験し痛感した。西洋近代文化の摂取にとって、明治以後八十年の歳月は決して短かすぎたとは言えない。にもかかわらず、近代文化の伝統を確立し、自由な批判と柔軟な良識に富む文化層として自らを形成することに私たちは失敗して来た。そしてこれは、各層への文化の普及滲透を任務とする出版人の責任でもあった。

一九四五年以来、私たちは再び振出しに戻り、第一歩から踏み出すことを余儀なくされた。これは大きな不幸ではあるが、反面、これまでの混沌・未熟・歪曲の中にあった我が国の文化に秩序と確たる基礎を齎らすためには絶好の機会でもある。角川書店は、このような祖国の文化的危機にあたり、微力をも顧みず再建の礎石たるべき抱負と決意とをもって出発したが、ここに創立以来の念願を果すべく角川文庫を発刊する。これまで刊行されたあらゆる全集叢書文庫類の長所と短所とを検討し、古今東西の不朽の典籍を、良心的編集のもとに、廉価に、そして書架にふさわしい美本として、多くのひとびとに提供しようとする。しかし私たちは徒らに百科全書的な知識のジレッタントを作ることを目的とせず、あくまで祖国の文化に秩序と再建への道を示し、この文庫を角川書店の栄ある事業として、今後永久に継続発展せしめ、学芸と教養との殿堂として大成せんことを期したい。多くの読書子の愛情ある忠言と支持とによって、この希望と抱負とを完遂せしめられんことを願う。

一九四九年五月三日